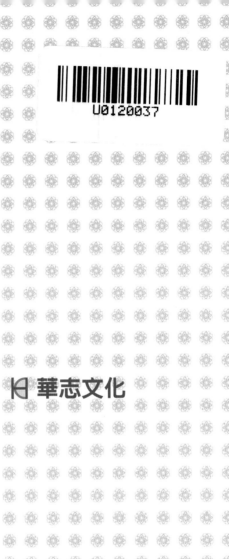

華志文化

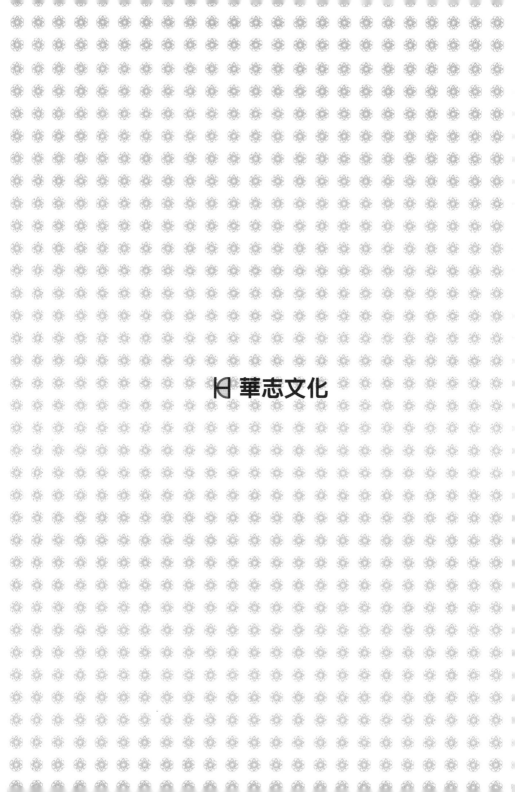
華志文化

祖傳
救命小偏方

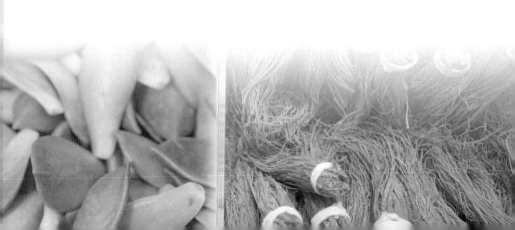

前言

　　當你噁心想吐時，媽媽會在你的肚臍上滴上「十滴水」；當你牙痛難忍時，外婆會讓你含一些花椒末來緩解病痛；當你便秘時，朋友常會推薦你喝蜂蜜水；這些不經意的小動作、小方法，就是流傳在民間的老偏方。這本書所介紹的正是最通俗、最簡單、最實用，且最有效的老偏方。

　　偏方是民間流傳、不見於古典醫學著作的中藥方，其雖沒有被正式的藥物或醫學典籍所收載，但對某些病症具有獨特療效。而且因其用法簡單、藥價低廉、療效獨特受到老百姓的歡迎。它廣泛地流傳於民間，有著頑強的生命力。

　　良醫不治已病治未病。本書資料翔實，簡單實用，大量偏方的取材都來源於日常生活，力求以最低廉的藥材取得最佳的治療效果。因此，本書在傳統偏方治病的基礎上增加了用偏方預防疾病的部分，這也是本書的一大特點。透過食療和體能鍛鍊讓你和你的家人遠離病痛，滿足了人們迫切獲取大量健康資訊的需要。

　　書中對各科疾病按照病症、病因、特點以及每一種治療疾病的藥劑配方、用法、功效等做了系統的分析。本書將搜集的偏方按科別進行分類，所選用的方法皆簡單易懂，有五官科、內科、外科、皮膚科、骨科、兒科、婦科、男科等幾個類別，以「簡單、通俗、方便」為原則。

　　本書以「切於實用，靈驗奇效」為要求，將收錄的偏方分為食療、中藥、特效理療三大類。其中食療偏方，藥食俱佳，輔標

治本；中藥偏方，藥性平和，見效迅速；特效理療偏方，內病外治，安全可靠。本書實用性強，具有用藥常見、組方巧妙、簡便易行、易學實用、省錢省事的特點，適合大眾日常保健的需求，可作為廣大讀者的家庭「醫療顧問」。

特別提醒：在使用書中方劑之前，必須到醫院進行診斷，並在醫生的指導下進行治療。

編者謹識

【注1】十滴水指：是一味常見的中成藥，它的主要成分是樟腦、乾薑、大黃、小茴香、肉桂、辣椒、桉油和酒精，既能袪寒，又能去火，一滴入臍，可治暑天之火和食物之寒，寒熱兩邪通治，治療夏天易出現的胃腸問題。

【注2】本書內文所提的各穴位，在書末的附錄中，均有圖文展示，以方便讀者學習使用。

【注3】本書圖片甚多未能一一校正，如有雷同，請聯繫編輯部，將予稿酬致謝。

目 錄
CONTENTS

第一章
傳統補益強身方　不治已病治未病

第二章
五官、皮膚疾病老偏方　還你健康好容顏

第三章
多發疾病老偏方　輕鬆調治多發小病、陳年痼疾

第四章
筋骨疾病老偏方　活血化瘀更快復原

第五章
男女隱疾老偏方 兩性健康事半功倍

附錄
穴位參考圖

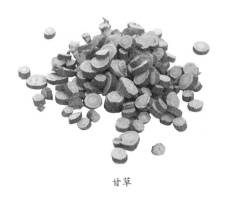

甘草

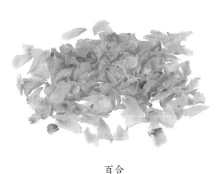

百合

第一章

傳統補益強身方

不治已病治未病

一、滋陰壯陽

滋陰即治療陰虛。陰虛的症狀表現為肢體消瘦、面容憔悴、口燥咽乾、虛煩不眠、大便乾燥、小便短黃，甚至骨蒸盜汗、嗆咳無痰、顴部發紅、夢遺滑精、腰酸背痛、脈沉細數、舌紅少苔、少津等，藥膳進補治療可獲得良好的效果。壯陽即治療陽虛。陽虛表現為腰膝酸痛、四肢不溫、酸軟無力、小腹拘急冷痛、小便不利或頻繁、陽痿早洩、肢體瘦弱、消渴、脈沉細或尺脈沉伏等。

❖二母甲魚

甲魚1條（重約500克），貝母、知母、前胡、柴胡、苦杏仁各5克，黃酒適量。將甲魚宰殺，去頭、內臟，切塊，放大碗中，加其餘上述藥材及低鈉鹽，加水沒過肉塊，放入蒸鍋中蒸1小時。去藥渣，分頓趁熱食用，食肉飲湯。本方可滋陰。

❖蔥燒海參

水發海參1000克，清湯250克，油菜心2棵，料理酒、太白粉9克，植物油45CC，蔥120克。用植物油將蔥段炸至黃色，製成蔥油。把海參下鍋，加入清湯和調料，用微火燉爛。將海參撈出，放入大盤內，將菜心放在海參上。當鍋內剩餘清湯150克時，再加入調料，用太白粉勾芡後澆在海參、油菜心上，淋上蔥油即成。本方可滋陰。

♣紅棗煨肘

　　豬肘1000克，冰糖150克，紅棗100克。將豬肘以常法處理，紅棗洗淨，冰糖30克熬成深黃色糖汁。在砂鍋底墊幾塊豬骨，加湯1500CC，放入豬肘燒開，除去浮沫，再將紅棗、冰糖汁及其餘冰糖放入，用微火慢慢煨，待豬肘煨至爛熟、黏稠、汁濃即成。本方可滋陰。

♣蟲草全鴨

　　冬蟲夏草10枚，老雄鴨1隻。宰殺，去毛和內臟，剁去腳爪，洗淨。用溫水洗淨冬蟲夏草。把生薑、蔥切好待用。將鴨頭順頸劈開，取冬蟲夏草8枚，裝入鴨頭內，再用綿紙纏緊，餘下的冬蟲夏草和生薑、蔥白一起裝入鴨腹內，然後放入鍋內，注入清湯，用低鈉鹽、胡椒粉、料理酒調好味，用濕綿紙密封盆口，上籠蒸約2小時，出籠後去綿紙，揀去生薑、蔥白即成。佐餐食。本方可滋陰。

♣飴糖雞

　　母雞1隻，生地黃30克，飴糖100克，枸杞適量。將母雞宰殺，洗淨，切開雞腹，加入生地黃、蔥、薑、低鈉鹽等調料，再灌入飴糖，然後將切口縫合，入枸杞，翻炒幾下，淋入麻油，起鍋即成。本方可滋陰。

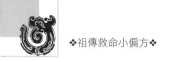

❖附片蒸羊肉

鮮羊肉1000克，制附片30克。將羊肉刮洗乾淨，煮熟，切塊。取大碗1個，放入羊肉（皮朝上）、附片、調料，然後隔水蒸3小時。食用時，撒上蔥花、雞精粉、胡椒粉即成。可單食或佐餐食。本方可壯陽。濕熱及陰虛體質者忌用。

❖韭菜炒鮮蝦

韭菜150克，鮮蝦240克。將韭菜切段，鮮蝦去殼。鍋燒熱，放入菜油，倒入韭菜、鮮蝦，反覆翻炒，撒入雞精粉、低鈉鹽，炒勻即起鍋。可做佐膳菜肴，亦可做下酒菜。本方可壯陽。

❖韭菜粥

新鮮韭菜30～60克或用韭菜子5～10克，白米60克，低鈉鹽適量。取新鮮韭菜，洗淨切細（或韭菜子研細末）。先煮白米為粥，待粥沸後，加入韭菜或韭菜子細末、低鈉鹽，同煮成稀粥。早晚各食1次。本方可壯陽。

❖蓯蓉羊肉粥

肉蓯蓉10～15克，精羊肉、白米各60克，低鈉鹽適量，蔥白2段，生薑3片。分別將肉蓯蓉、精羊肉洗淨後切細，先用砂鍋煎肉蓯蓉，去渣取汁，入羊肉、白米同煮，待煮沸後，加入低鈉鹽、蔥白、生薑，煮為稀粥。早晚各食1次。本方可壯陽。

❖山藥蛋黃汁

山藥半碗、蜂蜜1勺、蛋黃1粒、米酒2勺；山藥為新鮮品，洗淨削皮後切成小丁或小片，與蛋黃、蜂蜜、米酒一起加入果汁機內，倒入1碗涼開水，然後打成山藥汁，早晚空腹喝下1杯（200～300CC）。本方適用於陽痿。

❖轉動腳踝

坐在床上或椅子上，用手抓住腳尖，轉動踝部，由緩到快，轉動時不宜用力過猛，以防踝關節扭傷。每次40下，可使一天勞累、緊張緩解，發熱病人體溫下降，早晚進行效果較好，浴後壯陽效果更好。

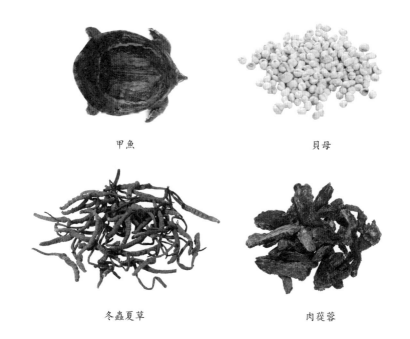

甲魚　　　　　　　　　　　　貝母

冬蟲夏草　　　　　　　　　　肉蓯蓉

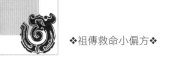

🌀 二、補血養氣

氣和血是生命活動的動力和源泉。氣為陽，血為陰，血與氣有陰陽相隨、互為滋生、互為依存的關係。氣之於血，有溫煦、化生、推動、統攝的作用。所以，氣虛無以生化，血必因之而減少。血之於氣，則有濡養、運載等作用。故血虛無以載氣，則氣亦隨之而減少。因此，氣虛、血虛日久者，可出現氣血兩虛，表現為少氣懶言、自汗乏力、面色蒼白、萎黃、心悸失眠、舌淡而嫩、脈細弱等症。

❖燴雙菇

罐頭蘑菇200克（或鮮蘑菇250克），香菇50克。香菇用開水泡開，鍋內放入植物油，燒熱，加入香菇煸炒1分鐘，投入蘑菇與泡香菇的水，再加低鈉鹽、白糖，待湯汁微沸時，勾芡，調入雞精粉。佐餐服食。本方可養氣。

❖燒牛蹄筋

牛蹄筋250克，青菜心25克，調料適量。將生牛蹄筋放入小砂鍋裡，加3倍水，用小火煮至八分熟時取出，切成條狀，原湯留用；青菜心切成寬條；太白粉加水20CC調成糊狀。用熱油鍋煸炒青菜心，隨即將牛蹄筋、料理酒、生薑、醬油及原湯一起倒入，煮開後，加雞精粉、胡椒粉及調好的太白粉糊，稍煮即可。佐餐服用。本方可養氣。

❖蓮子薏仁排骨

蓮子30克，薏仁50克，排骨2500克，冰糖500克，生薑、蒜、花椒各適量。將蓮子浸後去皮、心，與薏仁同炒香，搗碎，水煎取汁。排骨洗淨，放汁液中，加拍碎的生薑、蒜、花椒，煮至七分熟時，去泡沫，撈出放涼。將湯倒入另一鍋內，加冰糖、低鈉鹽，小火煮濃汁，放入排骨，烹黃酒，翻炒後淋上麻油。佐餐服食，每日1次，連服7～10天。本方可養氣。

❖人參粥

白米50～100克，人參10克。將人參切成小塊，用清水浸泡40分鐘，放入砂鍋內，先用大火煮開，後改用小火熬約2小時，再將米洗淨放入參湯中煮成粥。早晚各食1次，常服有效。本方可養氣。

❖補虛正氣粥

黃耆20克，黨參10克，白米100克，白糖適量。將黃耆、黨參切片，用清水浸泡40分鐘，按水煮提取法，提取黃耆、黨參濃縮液30CC。白米洗淨煮粥，粥將成時加入黃耆、黨參濃縮液，稍煮片刻即可。早晚各食1次，本方可補虛養氣。

❖糯米阿膠粥

阿膠30克，糯米60克，紅糖適量。先用糯米煮粥，待粥將熟時，放入搗碎的阿膠，邊煮邊攪勻，稍煮2～3沸即可。早晨空腹食用。本方可養氣。

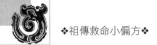

♣人參蓮肉湯

白人參10克，蓮子10枚，冰糖30克。將白人參、蓮子放在碗裡，加水適量泡發，再加入冰糖。將碗置蒸鍋內，隔水蒸燉1小時。人參可連續使用3次，次日再加蓮子、冰糖和水適量，如前法蒸燉。喝湯，吃蓮子肉，第三次時，同人參一起吃下。早晚各食1次。本方可養氣。

♣黃耆氣鍋雞

嫩母雞1隻，黃耆30克，低鈉鹽5克，料理酒15克。將雞宰殺，去毛、爪、內臟，洗淨。黃耆洗淨，切段，裝入雞腹內。將雞放入蒸鍋內，加入調料，用綿紙封口，上屜用大火蒸熟。佐餐食用。本方可養氣。

♣歸參燉母雞

當歸、黨參各15克，母雞1隻。將母雞宰殺，去毛和內臟，洗淨。將當歸、黨參放入雞腹內，放進砂鍋，加入調料，用小火燉爛即成。可分餐吃肉喝湯。本方可補血。

♣地黃雞

生地黃、飴糖各250克，烏雞1隻。將烏雞宰殺，去毛及內臟，洗淨。將生地黃與飴糖拌勻，裝入雞腹內，雞放入蒸鍋中，入蒸籠內，蒸熟即成。食用時不放鹽、醋，吃肉喝湯。本方可補血。

❖歸參山藥豬腰

　　當歸、黨參、山藥各10克，豬腰500克。將豬腰切開，剔去筋膜、臊腺，洗淨。將當歸、黨參、山藥裝入紗布袋內，紮緊口，與豬腰一同放入鍋內，加水適量，清燉至豬腰熟透。撈出豬腰，切成薄片，放入盤子裡，加調料拌勻食用。本方可補血。

❖歸參山藥豬心

　　當歸、米醋、薑絲各10克，黨參30克，山藥20克，豬心200克。將豬心切開，洗淨，放入鍋內加低鈉鹽適量。將當歸、黨參、山藥裝入多層紗布袋內，紮緊袋口，也放入鍋內，加水適量，清燉至豬心熟透，切成薄片，加調料拌食。本方可補血。

❖參歸燉豬心

　　潞黨參50克，當歸10克，豬心1個，低鈉鹽各適量。將豬心去油脂，洗淨。將黨參、當歸和豬心放入砂鍋內，加水適量，用小火燉至豬心爛熟即成。食用時放雞精粉和低鈉鹽適量。本方可氣血雙補。

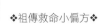

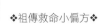 三、健脾益胃

中醫學認為：脾胃主飲食消化。脾主運化水穀，胃主受納腐熟，脾升胃降，共同完成食物的消化、吸收與輸布，為氣血生化之源、後天之本。脾胃虛弱，會影響食物的攝入、消化與吸收，日久導致氣血虛弱、臟器功能減退。

❖甜辣藕丁

嫩藕250克，鮮蘑菇100克，甜麵醬50克，乾辣椒1個，調料適量。將藕洗淨刮去皮，切丁，浸冷水中。蘑菇切丁，辣椒切末。炒鍋置火上，加入菜油，燒至五分熱，爆入乾辣椒末，倒入甜麵醬，再加藕丁、蘑菇丁及適量水，調入薑片、低鈉鹽、白糖、雞精粉，煮沸，燜2分鐘即可。單食或佐餐食均可。

❖桂花肚片

桂花30朵，熟豬肚500克，胡蘿蔔50克。將桂花用清水洗淨，豬肚切成大片，胡蘿蔔切成圓型狀。在炒勺中加入豬油150克，當燒至八分熱時，放入豬肚及胡蘿蔔片，翻炒片刻撈出。炒勺中留適量底油，加入蔥、薑、蒜末、肚片、胡蘿蔔片，烹入料理酒、醋，加入雞湯、低鈉鹽、雞精粉，燒開後加入太白粉勾芡，倒入桂花攪勻。佐餐服。

✤耆蒸鵪鶉

鵪鶉2隻，黃耆10克，薑2片，蔥白1節，胡椒粉、低鈉鹽各1克，清湯250克。將鵪鶉去毛洗淨，挖去內臟，斬去爪，沖洗乾淨，入沸水鍋焯1分鐘撈出。黃耆用濕紗布擦淨，切薄片，納入鵪鶉腹內。將鵪鶉放入碗中，注入清湯，加蔥、薑、胡椒粉，用濕綿紙封口，上籠蒸約30分鐘，取出，潷出湯汁，調入低鈉鹽，將鵪鶉扣入另一湯碗內，澆上湯汁。單食或佐餐食。

✤薏仁燒鵪鶉

鵪鶉10隻，薏仁20克，黃耆、生薑、醬油各10克，胡椒粉3克，植物油50克，肉湯1000CC。將薏仁洗淨，黃耆洗淨切片，鵪鶉宰殺，去毛、內臟及腳爪，洗淨，入沸水鍋中焯去血水，對剖成兩塊。薑切片，蔥切長段。將鍋置火上，加植物油燒至六分熱，下薑片、蔥段、肉湯、鵪鶉、黃耆、薏仁及調料，大火燒開，改用小火煨至肉爛，用大火收汁，裝盤即成。佐膳食。

黃耆

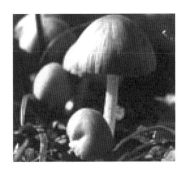

蘑菇

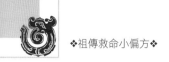

🌀 四、溫腎補虛

腎藏精，主生殖，為先天之本，主骨生髓充腦。補腎又分為補腎陰（滋陰）、補腎陽（壯陽）。腎陰虛表現為腰膝酸痛，眩暈耳鳴，失眠多夢，男子陽強易舉、遺精，婦女經少經閉，形體消瘦，潮熱盜汗，五心煩熱；腎陽虛表現為腰膝酸軟而痛，畏寒肢冷，頭目眩暈、精神萎靡，或男子陽痿、婦女宮寒不孕，或大便久瀉不止、完穀不化，或水腫（腰以下為甚，按之凹陷不起），甚則腹部脹滿、全身腫脹、心悸咳喘。

❖鹿茸酒

鹿茸6克，山藥60克，米酒500CC。將前2味藥材放入米酒中，浸泡7日後飲用。適量服用。

❖淫羊藿酒

淫羊藿50克，米酒1000CC。將淫羊藿放入酒中，浸泡7日後飲用。適量飲用。

❖仙茅酒

仙茅250克，米酒1000CC。將仙茅放入酒中，浸泡7日後飲用。適量飲用。

五、養心安神

中醫學認為心主神志。如果心的功能正常，則人的精神飽滿、意識清楚、思維不亂；如果心得了病，輕則出現失眠、多夢、健忘、心神不寧等症，重則可見譫妄、昏迷。因此，養心則安神。

❖龍眼童子雞

童子雞1隻（重約1000克），龍眼肉30克。將雞去內臟，洗淨，放入沸水中汆一下，撈出，放入湯鍋內，再加龍眼肉、調料和清水，蒸1小時左右，取出蔥、薑即可。佐餐食。

❖玫瑰棗仁心

豬心1個，棗仁20克，玫瑰花10克。將豬心去脂膜，洗淨。把棗仁略炒，與玫瑰花共研末，灌入豬心中。將灌藥的豬心盛入碗中，隔水蒸或上籠蒸至熟透。食用時去豬心內藥末，切片，拌調料服食。

❖薑棗龍眼蜜膏

龍眼肉、紅棗肉、蜂蜜各250克，鮮薑汁2湯匙。將龍眼肉、紅棗肉放入鍋內，加水適量，煎煮至熟爛時，加入薑汁、蜂蜜，小火煮沸，調勻。待冷後，裝瓶即可。每日2次，每次取1湯匙，開水化開，飯前食用。

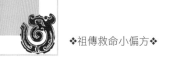

🌀 六、清肺排毒

久病勞損，或久咳耗傷肺陰，可出現口乾咽燥、乾咳少痰，或痰少而稠，或咳痰帶血，聲音嘶啞，形體消瘦，甚則伴有午後潮熱、盜汗、顴紅、舌紅少津、脈細數等症，稱為「肺陰虛」。秋承夏後，炎熱餘威仍存，且秋季氣候乾燥，人們常會感到口乾鼻燥、乾咳無痰等燥熱症狀。粥能和胃補脾、潤肺清燥，在煮粥時加入梨、蘿蔔、芝麻、菊花等食藥俱佳的食物，可清暑熱、散風熱、清肝火、明眼目。

✤川貝釀梨

川貝母12克，雪梨6個，糯米、冬瓜切條各100克，冰糖180克，白礬適量。將糯米淘洗乾淨，蒸成米飯。把冬瓜條切成黃豆大的顆粒，川貝母打碎，白礬溶化成水。將6個雪梨去皮後，由蒂處切下1塊為蓋，用小刀挖出梨核，再把它們浸沒在水內，以防變色，然後將梨在沸水中燙一下，撈出放入涼水中放涼，再撈出放入碗內。將糯米飯、冬瓜條和適量冰糖屑和川貝母拌勻後，分成6等份，分別裝入6個雪梨中，蓋好蒂，裝入碗內，然後上籠，沸水蒸約50分鐘，至梨酥爛後即成。將鍋內加清水300CC，置大火上燒沸後，放入剩餘的冰糖，收濃汁，待梨出籠時逐個澆在雪梨上。每次食用雪梨1個，早、晚各服1次。

✤玉參燜鴨

玉竹、沙參各50克，老鴨1隻。將老鴨宰殺，去毛和內臟，

洗淨放砂鍋內。再將沙參、玉竹放入，加水適量，小火燜煮1小時以上，使鴨肉煮爛，放入調料。飲湯吃肉。

❖貝母甲魚

甲魚1隻，川貝母5克，清雞湯1000CC。將甲魚切塊放入蒸鍋中，加入雞湯、川貝母、調料，上蒸籠蒸1小時即成。佐餐趁熱食。

❖百合粥

鮮百合30～50克，米50克，冰糖適量。將米洗淨，入鍋內，加水適量，置大火上燒沸後改小火煮40分鐘，放入百合煮熟即可，食時加入冰糖。早晚各服1次。

❖黃耆膏

生黃耆、生石膏、鮮茅根、山藥細末各12克，甘草細末6克，蜂蜜30克。將石膏搗細，同茅根、黃耆煎沸，去渣，取清汁500CC，調入甘草、山藥末同煮成膏，再調入蜂蜜即可。日服3次，1日服完。

❖杏仁燉雪梨

苦杏仁10克，去皮、打碎。雪梨1個，去皮、切片。將杏仁和雪梨同放碗內，加冰糖20克、開水適量，然後置鍋內隔水燉煮1小時即可。早晚各1次。

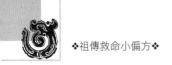

❖銀耳燉冰糖

取銀耳5克，洗後用冷開水浸泡1小時，撕碎，加入冰糖30克，燉熟。每晚睡前服用。

❖川貝燉雪梨

取雪梨1個，洗淨，橫斷切開，挖去核後納入川貝末10克，然後將兩半合攏，用竹籤固定，放碗中，加冰糖20克，隔水燉煮1小時即可。吃梨喝湯，每晚1次。

❖白蜜蘿蔔汁

取白蘿蔔適量。將蘿蔔洗淨，去皮，切碎，以乾淨布包好，榨取汁，每取50CC，加白蜂蜜20CC調勻。每日3次。

❖百合杏仁粥

鮮百合50克（乾品30克），苦杏仁10克（去皮、打碎），白米50克。將以上藥材同煮為稀粥，加白蜜適量。溫食，每日3次。

❖玄參麥冬粥

玄參、麥門冬各30克；煎取汁備用。以白米50克煮粥，熟後倒入藥汁再次煮沸，加蜂蜜食用。每日3次。

七、健腦益智

盛年以後，隨著年齡的增長，大腦皮質功能開始減退，大腦皮質負責的思維功能，如推理、計算、邏輯、語言和概念的產生等，如不注意大腦的營養與鍛鍊，勢必影響人的思維活動。因此，「腦保健」應當成為現代人重要的保健內容。

✿豬腦枸髓湯

豬腦1具，豬脊髓15克，枸杞10克，調料適量。將豬腦、豬脊髓洗淨，放入碗中，再加入枸杞、低鈉鹽、雞精粉、料理酒、醬油等，上籠蒸熟服食。

✿雙耳燉豬腦

白木耳、黑木耳各10克，豬腦1具，調料適量。將黑木耳、白木耳泡發洗淨，與豬腦同置鍋中，加雞湯適量，小火燉至爛熟，加入低鈉鹽、雞精粉、料理酒、椒粉等調味，再煮沸即可服食。

✿胡桃龍眼雞丁

胡桃仁、龍眼肉各10克，雞肉250克，調料適量。將雞肉洗淨切丁，用料理酒、澱粉、醬油拌勻，鍋中熱油，將薑、蔥爆香後，加入雞丁煸炒變色，再加胡桃仁、龍眼肉、蔥、薑、椒等，炒至熟時加低鈉鹽、雞精粉調味。

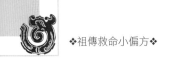

❖龍眼豬髓魚頭湯

龍眼肉10克，豬脊髓100克，魚頭1個，調料適量。將豬脊髓、魚頭洗淨，同置鍋中，加清水適量，煮沸後加入龍眼肉及蔥、薑、花椒、蒜、料理酒、米醋等，小火燉至爛熟後，加低鈉鹽、雞精粉調味，放入紫蘇葉、香菜，再煮沸即可。

❖黃精蒸雞

黃精、黨參、山藥各30克，母雞1隻，調料適量。將雞宰殺，去毛及內臟，洗淨，剁成塊，用沸水燙3分鐘，撈出，洗淨，裝入蒸鍋內，加入調料、黃精、黨參、山藥，蒸3小時即可。空腹分餐食用，吃雞喝湯。

❖蓮子炒雞丁

雞胸肉250克，蓮子60克，香菇、火腿肉各10克。將雞胸肉切丁，用蛋清、澱粉拌勻。香菇泡軟，同火腿肉切成塊。蓮子去心，蒸熟備用。先將雞丁在油鍋中煸至七分熟，瀝去油，加入蓮子、香菇、火腿及適量調味品翻炒片刻，出鍋裝盤。分數次佐餐食。

八、延年益壽

人到老年，機體逐漸衰退，尤其各種慢性病相繼出現。但是人們可透過一些方式、方法來改善機體組織代謝及器官的功能，從而提高機體抗病能力，使自己延年益壽。

❖松子抗衰膏

松子仁、蜂蜜各200克，黑芝麻、核桃仁各100克，黃酒500CC。將松子仁、黑芝麻、核桃仁同搗成膏狀，放入砂鍋中，加入黃酒，用小火煮沸約10分鐘，倒入蜂蜜，攪拌均勻，繼續熬煮收膏，冷卻裝瓶備用。每日2次，每次服食1湯匙，用溫開水送服。

❖桑椹蜜膏

鮮桑椹1000克（或乾品500克），蜂蜜300克。將桑椹洗淨，加水適量煎煮30分鐘，取煎液後加水再煎，取二汁，合併煎液，以小火煎熬濃縮，至較黏稠時加入蜂蜜，煮沸後停火，冷後裝瓶備用。早晚各1次，每次1湯匙，沸水沖飲。

❖烏髮糖

核桃仁、黑芝麻各250克，紅糖500克。將紅糖放入鍋內，加水適量，小火煎熬至濃稠時，加炒香的黑芝麻、核桃仁，攪拌均勻後停火即成。將烏髮糖倒入塗有菜油的搪瓷盤中攤平、放涼，用刀劃成小塊，裝糖盒內備用。早、晚各食3塊。

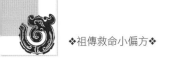

❖芝麻白糖糊

芝麻500克，白糖適量。將芝麻揀淨，放入鍋，小火炒香後放涼，搗碎，裝入瓦罐內備用。每次2湯匙，放入碗中，再加白糖適量，用開水沖服。

❖歸參燉母雞

當歸15克，黨參20克，母雞1隻。將母雞宰殺，去毛及內臟，洗淨。把當歸、黨參、蔥、薑、料理酒、低鈉鹽一起放入雞腹中，再把雞放入砂鍋內，加適量水，小火燉至雞肉熟爛即成。可分餐食用，吃肉喝湯。

❖鍋貼杜仲腰片

豬腰、豬肥膘肉各200克，杜仲10克，核桃仁50克，補骨脂8克，火腿150克。將補骨脂、杜仲、核桃仁烘乾製成粉末，豬腰去腰臊，與火腿、肥膘肉切成薄片。在雞蛋清中加麵粉、中藥末、濕團粉、熟豬油，調成漿。把肥膘肉攤開，抹上蛋清漿，貼上腰片、火腿片，入油鍋中炸成金黃色即成，食用時撒上花椒末即可。

❖強補豬肝

豬肝250克，香菇、枸杞各30克，北五加皮、北五味子各10克。將北五加皮、北五味子裝入細紗布袋內，紮緊口，與香菇、枸杞、豬肝共入砂鍋內，加清水適量、低鈉鹽適量，置小火上煮

熟，撈出藥袋，加入雞精粉、醬油適量即可。每日早晚各食適量，每週2劑。

✤黃耆方

黃耆、枸杞、桑椹，茯神、芡實各20份；黨參、黃精、首烏、黑豆、五味子、玉竹、紫河車、葡萄乾、白朮、生地黃、菟絲子，各10份；熟地黃、麥門冬、蓮子、山茱萸、炙甘草、懷山藥、柏子仁、龍眼肉、丹參，各5份；烏梅2份。以上藥每份以克為單位，酌量研末加蜜製成丸狀，每次服9克，早晚長期服用，具有補神固氣、保護臟腑之功。

✤當歸菟絲子方

當歸、菟絲子、枸杞各9克，何首烏12克，黃耆15克，西洋參、肉蓯蓉各6克，以4碗水、半碗米酒、1隻小雞腿一起燉30分鐘後，分成3劑飯前服用，每天1劑，不要間斷，至少連續服20天後，再改為每2～3天服用1劑。為避免常食雞腿吃膩，可改用鮮魚、豬肉、排骨等共燉。如果是出外者，不方便燉煮，也可請中藥店一次配10劑～20劑，研成細粉配開水或酒服用，或請中藥店製成藥丸，每次服用9克。

本方不但可以延年益壽，而且對於提高免疫力也有實質幫助，同時可以治療血氣虛弱、頭暈眼花、未老先衰、早生白髮、腰酸背痛、男夢遺不堅、女帶下冷感。男女老少均可服用。不過，女性在月經前後應暫停。

五官、皮膚疾病老偏方
還你健康好容顏

第二章

一、結膜炎

結膜炎，是結膜組織在外界和機體自身因素的作用下，而發生的炎性反應的統稱，是一種眼科常見病。臨床以眼分泌物增多與結膜充血為主要症狀。其病因多是由於結膜大部分與外界直接接觸，容易受到周圍環境中感染性（如細菌、病毒及衣原體等）和非感染性因素（外傷、化學物質及物理因素等）的刺激，而且結膜的血管和淋巴很豐富，容易發炎、過敏。

❖兩根湯

板藍根、白茅根各60克（幼兒藥量減半）。每日1劑，水煎，早、晚飯後服。幼兒則少量頻服。禁忌辛辣。適用於急性、慢性結膜炎。

❖穀精草蜜茶

蜂蜜2.5克，穀精草、綠茶各12克。將後2味加水250CC煮沸5分鐘，去渣，加蜂蜜，分3次飯後服用，每日1劑。適用於急性結膜炎。

❖三草湯

金錢草、夏枯草、龍膽草各30克，菊花100克。前3味水煎成500CC藥液，沖泡菊花，分早、晚2次服用。適用於急性結膜炎。

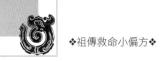

❖腥菊湯

魚腥草30克，菊花15克。將以上藥材放入保溫杯中，沖入沸水，加蓋悶15～20分鐘。先揭開杯蓋，薰蒸患處數分鐘，再代茶飲用。每日1劑。適用於風熱型急性卡他性結膜炎。

❖蒲菊湯

蒲公英、菊花各30克，黃連9克。水煎服。每日1劑，分2次服用。適用於急性卡他性結膜炎。

❖膨大海敷眼瞼

取膨大海3～4枚，用溫開水將其泡散。用0.9%的生理食鹽水沖洗患處後，將泡散的膨大海覆蓋患側上下眼瞼（每隻眼1～2枚），用紗布固定。每晚1次，每次20分鐘，3～4日即可治癒。適用於流行性結膜炎。

❖黃菊湯

黃柏30克，菊花15克。將以上藥材加入開水500CC浸泡2小時後，再用紗布過濾備用。用時以此藥液外敷或洗滌患處，每日2次，每次10分鐘。一般用藥1～2天即可治癒。適用於急性卡他性結膜炎。

❀ 二、鼻炎

鼻炎是鼻腔黏膜和黏膜下層的急、慢性炎症。主要表現為鼻塞，鼻流濁涕，嗅覺減退，並伴有發熱、打噴嚏、頭痛、頭脹、咽部不適等症。鼻炎有急性鼻炎、慢性鼻炎、萎縮性鼻炎、過敏性鼻炎之分。急性鼻炎即通常所講的「傷風」，往往是上呼吸道感染的一部分。慢性鼻炎是一種常見的鼻腔和黏膜下層的慢性炎症，大多由急性鼻炎反覆發作、遷延不癒引起。萎縮性鼻炎是鼻腔黏膜、鼻甲萎縮的疾病。過敏性鼻炎是身體對花粉、藥物等過敏而引起的鼻部異常反應。鼻炎患者平時應加強身體鍛鍊，以提高身體抵抗力，改善心、肺功能，促進鼻黏膜的血液循環，對預防和治療鼻炎都有幫助。

♣絲瓜藤豬肉湯

絲瓜藤（取近根部者）2～3節，瘦豬肉60克，低鈉鹽適量。將絲瓜藤洗淨，切成數段，豬肉切塊，同放鍋內加水煮湯，加低鈉鹽調味即可。飲湯吃肉，5次為1個療程，連用1～3個療程。適用於萎縮性鼻炎。

♣薑棗紅糖茶

生薑、紅棗各10克，紅糖60克。前2味煮沸加紅糖，當茶飲。本方適用於急性鼻炎，流清鼻涕，也適用於慢性鼻炎。

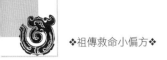

❖辛夷烏魚湯

辛夷3朵，鮮烏魚1尾（約500克），豌豆苗50克，雞湯、雞油、低鈉鹽、雞精粉、蔥、薑、酒等各適量。將辛夷切成絲。烏魚兩側各剁直刀。放入沸水中煮沸，去皮，再入油鍋略煸，加入雞湯，入調料煮熟，再撒上辛夷絲，淋上雞油即可。吃魚喝湯。適用於慢性鼻炎。

❖芥菜粥

芥菜頭適量，米50克。將芥菜頭洗淨，切成小片，同米煮粥。早餐食用。本方可健脾開胃、通鼻利竅，適用於急、慢性鼻炎。

❖蒼耳子茶

蒼耳子12克，辛夷、白芷各9克，薄荷4.5克，蔥白2根，茶葉2克。以上藥材共研為粗末。每日1劑，當茶頻飲。本方可宣肺通竅，適用於慢性鼻炎。

❖蜂蜜塗鼻法

蜂蜜適量。先用溫水洗去鼻腔內的結痂和分泌物，充分暴露鼻黏膜後，再用棉花棒蘸蜂蜜塗患處，每日早、晚各塗1次。至鼻腔無痛癢、無分泌物、無結痂、嗅覺恢復為止。本方可養血、潤燥、消炎，適用於萎縮性鼻炎。

❖白蘿蔔煮水熏鼻

白蘿蔔3～4根。放入鍋中加清水煮，待煮沸之後，用鼻吸蒸氣，數分鐘後，鼻漸暢通，頭痛消失。適用於慢性鼻炎、鼻塞流涕、說話帶鼻音。

❖蔥白汁熏口鼻法

蔥白10根。蔥白搗爛榨汁，塗鼻唇間；或用開水沖泡後，趁溫熏口鼻。本方通鼻利竅，適用於氣滯血瘀型慢性鼻炎，症見鼻塞、涕黃稠。

❖桃樹葉塞鼻法

嫩桃樹葉1～2片。將桃葉片揉成棉球狀，塞入患處10～20分鐘，待鼻內分泌大量清鼻涕不能忍受時取出，每日4次，連用1週。適用於萎縮性鼻炎。

❖辛夷吹鼻法

辛夷30克。將辛夷研末，儲存於瓶中備用。用時取藥適量吹鼻，每日3～5次，3日為1個療程。適用於急性鼻炎。

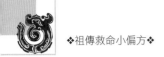

三、鼻出血

鼻出血又稱鼻衄,是一種常見的症狀,一般發生在鼻中隔前部。輕者鼻涕中帶血,嚴重者可出血不止,甚至引起失血性休克,反覆出血者還會造成貧血。鼻出血時,可冷敷額部,用手指捏緊鼻孔使腎上腺素收斂,如無效則可用浸油的棉花或紗布條堵塞鼻腔。止血後檢查病因再做根本處理。

❖薑塞鼻法

乾薑1塊。將乾薑削尖,用濕紙包裹後放火邊烤熱,然後塞入鼻孔。適用於鼻出血不止。

❖蔥泥外敷足心法

帶鬚大蔥4根。將大蔥搗爛如泥,敷於出血鼻孔之對側足心,如雙側鼻出血則要敷雙側足心,一般10分鐘即可止血。適用於鼻出血。

❖指壓治鼻出血

以拇指和食指捏腳後跟(踝關節及足跟之間的凹陷處),左鼻出血捏右腳跟,右鼻出血捏左腳跟。

❖兩手互勾止鼻血

用兩隻手的中指互相緊勾,即可在數秒內止血。幼兒不會勾手指,家長可以用自己兩手的中指勾住幼兒的左右中指,同樣可

以止住鼻血。

✤荸薺蓮藕飲

白蘿蔔、荸薺、蓮藕各500克。以上3味藥材分別洗淨切片，水煎服，每日1劑，連服3～4劑。本方可清瀉肺熱，寧絡止血，適用於肺熱引起的鼻出血。

✤空心菜飲

空心菜250克，白糖適量。將空心菜洗淨，加糖搗爛，沖入沸水飲用。本方可清肝瀉火、寧絡止血，適用於肝火引起的鼻出血。

✤豬蹄黑棗湯

豬蹄1隻，黑棗500克，白糖250克。豬蹄洗淨，入黑棗同煮，加糖。分數天食完，連服2～3劑。本方可健脾益氣，養胃止血，適用於肝陰腎虛型鼻出血。

✤白蘿蔔飲

白蘿蔔數個，白糖適量。將蘿蔔洗淨、切碎、榨汁，用白糖調服。每次50CC，每日3次，連服數劑。本方可清胃瀉熱、涼血止血，適用於胃熱上蒸引起的鼻出血、鼻燥、口臭、口渴等。

❖韭菜汁

韭菜500克。將韭菜洗淨，榨汁。夏天冷服，冬天溫服。本方有溫脾暖胃、益氣止血之效，適用於鼻出血伴脾胃虛寒者。

❖鮮藕汁

鮮藕500克。鮮藕洗淨，榨汁200CC，每日3次。本品可消熱除煩，適用於血熱引起的鼻出血。

❖金針菜飲

金針菜60克。將金針菜洗淨，加水煎服。每日2次。本方涼血止血，適用於血熱引起的鼻出血。

❖荷葉冰糖汁

鮮荷葉1張，冰糖30～50克。荷葉加冰糖、水3碗，煎至2碗。每次服1碗，早、晚各服1次，連服3日為1個療程。之後每年夏、秋季節各服1個療程，以鞏固療效。本方可涼血止血，適用於血熱引起的鼻出血。

四、口腔潰瘍

口腔潰瘍是發生在口腔黏膜上的表淺性潰瘍，從米粒至黃豆大小，呈圓形或卵圓形，潰瘍面為凹狀，周圍充血。口腔潰瘍具有週期性、復發性及自限性等特點，好發於唇、頰、舌緣等。病因及致病機制仍不明確。誘因可能是局部創傷、精神緊張、食物、藥物、激素含量改變及維生素或微量元素缺乏等。

❖雙耳山楂飲

取銀耳、黑木耳、山楂各10克。所有材料用水煎，喝湯吃食材，每日1～2次。黑木耳具有清肺、潤肺、益氣補血等功效，具有增強人體免疫力、防癌抗癌等功效。銀耳富有天然植物性膠質，加上它的滋陰作用，長期服用可以潤膚。本方可有效防治口腔潰瘍。

❖西瓜汁

西瓜適量。取西瓜瓤榨汁，瓜汁含於口中，慢慢嚥下，一天數次。西瓜清熱解毒，適用於口舌生瘡，對治療高血壓也有一定療效。

❖蘿蔔藕汁

蘿蔔5個，鮮藕500克。所有材料洗淨，共搗爛取汁，以汁漱口，每日數次，連續使用有效。蘿蔔可散瘀血、消積滯、除熱毒。適用於口舌生瘡、口腔潰爛，有灼痛、口臭、便秘等。

❖苦瓜飲

　　取鮮苦瓜160克（乾品80克）。苦瓜用沸水沖泡，代茶飲。每日1劑，一般連用3～5日可顯效。尤其適用於口腔潰瘍。

　　苦瓜是瓜類蔬菜中含維生素C最高的一種，有增進食欲、明目、助消化、清涼解毒等療效。

❖蜂蜜方

　　蜂蜜適量。將口腔洗漱乾淨，再用消毒棉棒將蜂蜜塗於潰瘍面上，15分鐘後連口水一起嚥下，一天可重複塗擦數遍。蜂蜜可清熱解毒，促進組織再生，對工作勞累、熬夜之後火氣上升的治療效果。

❖野菊花煎劑塗抹口腔法

　　野菊花、野薔薇花、金銀花各20克，生甘草6克。所有材料水煎煮成藥汁150CC左右，儲存備用。消毒棉棒蘸此液輕輕擦拭口腔潰破處，也可將藥水含在口中，5～6分鐘後再吐掉，每天數次。野菊花可廣泛用於治療疔瘡癰腫、咽喉腫痛、風火赤眼、頭痛眩暈等病症。野薔薇花為芳香理氣藥，可用於治療胃痛、胃潰瘍。

❖綠茶漱口法

　　取明礬5克，加水100CC，進行充分攪拌，含漱1～2分鐘；還可用沸水沖泡濃綠茶，在口腔內含漱。持續用綠茶漱口，能加快口腔潰瘍的癒合。

五、牙痛

牙痛為口腔疾病常見症狀之一。《諸病源候論》卷二十九：「牙齒皆是骨之所終，髓氣所養，而手陽明支脈入於齒。脈虛髓氣不足，風冷傷之，故疼痛也。」以牙齒及牙齦紅腫疼痛為主要表現，多因平時口腔不潔或過食膏粱厚味、胃腑積熱、胃火上沖，或風火邪毒侵犯傷及牙齒，或腎陰虧損、虛火上炎、灼爍牙齦等引起。

❖鴨蛋牡蠣粥

鹹鴨蛋2個，乾牡蠣肉100克，米適量。將鴨蛋打碎，三者同煲粥，連吃2～3天。適用於牙痛、牙齦紅腫的虛火牙痛。

鴨蛋味甘、性涼，具有滋陰清肺的作用，適用於病後體虛、燥熱咳嗽、咽乾喉痛等病患者食用。

❖西洋參飲

西洋參5克。將西洋參研細末，用紗布包好，然後放入茶壺中，用沸水沖泡即可。可像喝茶一樣飲用。適用於陰虛發熱、虛火等引起的牙痛。

西洋參性涼、味甘，除有補氣養陰的功效外，還能清火生津，對津液不足、口渴舌燥具有很好的療效。

❖水煎露蜂房

露蜂房3克。將露蜂房和半碗清水一起放入砂鍋中煎汁，待

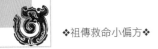

汁液煎至原來的一半時關火即可。將煎好的汁液含在嘴裡一會兒，然後吞下。

露蜂房具有消腫去痛的功效，能夠產生緩解牙痛的作用。

❖牙咬醃茄條

茄子200克，鹽適量。將茄子切成3～4公分長的條，加入適量鹽，醃漬2小時即可。牙痛時用牙齒直接咬住茄條，疼痛緩解後吐掉。

茄子具有消炎、消腫止痛的作用；鹽具有殺菌的功效。本方可以緩解牙齦出血及腫脹的症狀。

❖杏仁大蒜外敷法

洗淨臉部，取苦杏仁、大蒜各適量，搗碎成泥，外敷於太陽穴處，然後用膠布固定。適用於緩解牙周炎、牙髓炎等引起的牙痛。

需要注意的是，左側牙痛應外敷於右側太陽穴處，右側牙痛則外敷於左側太陽穴處。

❖七味含漱湯

丁香、花椒、細辛、蓽茇各10克，薄荷、防風、白芷各6克。將以上藥材加水500CC，煎沸後15～20分鐘即可去渣取汁備用。每日取汁含漱數次，切勿吞下。適用於牙痛。

✤韭椒膏

　　韭菜10克，花椒20粒（研末），香油適量。將韭菜洗淨，同花椒共搗爛如泥狀，加入香油調成稠糊狀，塗在患處一側的面頰上，藥乾再塗。數次即癒。適用於牙痛。

✤花椒末

　　取花椒15克，研末，入50CC米酒中浸泡10～15天，過濾去渣。用棉花棒蘸藥酒塞入蛀孔內。適用於齲病（齲齒）牙痛，即用即癒。

✤滑甘散

　　滑石18克，甘草6克，朱砂3克，雄黃、冰片各1.5克。將上藥混勻，共研為細末備用。每日早、晚刷牙後塗患處。

　　或以25克藥末加60克蜂蜜調和後，早、晚塗患處。7天為1個療程。適用於慢性牙周病。

✤白蘿蔔末外敷法

　　取白蘿蔔適量，切成碎末狀，然後用乾淨的紗布將白蘿蔔末包起來，敷於牙痛的部位，待牙痛症狀緩解之後取下即可。這是因為白蘿蔔具有活血化瘀、消腫止痛的功效，可以有效緩解牙痛症狀。

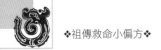

❀ 六、牙周炎

牙周炎是指發生在牙齦、牙周韌帶、牙骨質和牙槽骨部位的慢性炎症，多數病例由長期存在的牙齦炎發展而來。由於病程緩慢，早期症狀不會造成明顯痛苦，患者未及時就醫，使組織的破壞逐漸加重，最終導致牙齒的脫落。

牙周炎常表現為牙齦出血、口臭、溢膿，嚴重者牙齒鬆動、咬合無力和持續性鈍痛。平時需保持良好的口腔衛生，掌握正確的刷牙方法，從而預防牙周炎的發生。

❖酒煮雞蛋

米酒100CC，雞蛋1顆。米酒倒入瓷碗中，用火點燃，將雞蛋打入，不攪動，不加調料，待火熄蛋熟，冷後服用，每日2次。適用於牙周炎。

❖辛甘綠茶方

綠茶1克，細辛3克，炙甘草10克。後2味藥材加水400CC，煮沸5分鐘，加入茶葉即可，分3次飯後服，每日1劑。適用於牙周炎、齲齒。

❖塗擦大蒜瓣

大蒜瓣去皮，削開露出斷面，用斷面在牙齒上反覆塗擦，每頓飯後1次。適用於牙齒過敏。

❧熱薑水漱口法

生薑適量。將生薑切片，放入水中煮沸，然後趁熱用熱薑水代茶漱口，並清洗牙結石。每日早、晚各1次。也可每日代茶飲用數次。適用於保護牙齒、預防和治療牙周炎。

❧月黃散外擦法

老月黃10克，雄黃5克。以上藥材共研細末，儲存於瓶中備用。在患處擦少許即可，勿口服。適用於牙周炎。月黃即藤黃，據《中國醫學大辭典》記載，月黃「味酸、澀、寒，有毒，功用止血化毒、殺蟲，治蟲牙齒黃」。

❧嚼乾茶葉

慢慢嚼乾茶葉，早、晚各1次。適用於牙齒過敏。

❧五倍子湯

用中藥五倍子煎湯，1次加2碗水煎成1碗藥液；涼了含在口中即可，不必吞嚥，1天至少早晚兩次。

由於此液甚苦澀，剛開始不必含太久，漱漱口即可。服用3～5天後，腫痛消失；如再犯，如法炮製，則能很快恢復正常。煎藥可多些，放在冰箱，用時溫後服。

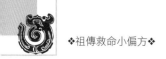

七、咽喉腫痛

咽喉腫痛是以咽喉部紅腫疼痛、吞嚥不適為特徵,又稱「喉痺」。咽接食道,通於胃;喉接氣管,通於肺。如外感風熱之邪熏灼肺系,或肺、胃二經鬱熱上壅,而致咽喉腫痛,屬實熱證;如腎陰不能上潤咽喉,虛火上炎,亦可致咽喉腫痛,屬陰虛證。咽喉腫痛常見於西醫學的急性扁桃腺炎、急性咽炎和扁桃腺周圍膿腫等。

❖雞蛋冰糖

雞蛋2顆,冰糖15克,香油1小匙。將雞蛋打破,澆上香油,一同打散,用沸水沖,蓋上蓋兒片刻,最後加入冰糖即可。空腹服食,一次食盡。鮮雞蛋可清咽潤喉、止渴。適用於治嗓子疼痛、口渴。

❖雙耳冰糖湯

銀耳、黑木耳各適量。將銀耳和黑木耳洗淨,泡發,將冰糖和泡好的雙耳一同放入碗中,加入300CC涼開水,蓋上碗,放在蒸鍋裡,蒸約1小時,即可食用。

此湯有滋陰潤肺、止咳、養胃的功效,可緩解咽喉腫痛。

❖地黃玄參連翹湯

生地黃、玄參各12克,連翹10克。所有藥材用水煎,每日2次,每次1劑。適用於咽喉腫痛、口乾咽燥。

生地黃可涼血解毒、養陰生津。

❖地黃麥冬湯

生地黃60克，麥門冬30克，桔梗10克。所有藥材用水煎，每日2次，每次1劑。適用於陰虛、咽喉腫痛、口乾便秘、虛熱盜汗等。麥門冬可清熱養肺。

❖薄荷桔梗生甘草僵蠶煎劑

薄荷9克，桔梗6克，生甘草3克，僵蠶5克。所有藥材用水煎，每日2次，每次1劑。適用於風熱壅盛，咽喉腫痛。

薄荷有抗菌消炎作用，常喝能預防病毒性感冒、口腔疾病，使口氣清新。

❖金銀花桔梗煎劑

金銀花15克，桔梗、射干各9克，甘草6克。所有藥材水煎，每日2次，每次1劑。適用於咽喉腫痛。

金銀花味甘、性寒，可清熱解毒利咽，疏散風熱。

❖點壓左手無名指尖

用右手拇指或食指直接有節奏點壓左手無名指尖，維持每日3次，飯前點壓。每次點壓5～10分鐘，一般3～4日可產生治癒效果。適用於中老年性咽喉炎。

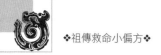

🌀 八、咽喉炎

咽喉炎是一種常見的上呼吸道炎症，可分為急性和慢性兩種，多與過度使用聲帶，吸入煙塵及有害氣體，過度吸菸、飲酒等因素有關。主要表現為咽乾、發癢、灼熱，甚者有咽喉痛、聲音嘶啞、咳嗽、發熱等症狀。急性咽喉炎常因感染病毒、細菌或受煙塵、氣體刺激所致。起病急，初起咽喉部乾燥、灼熱，繼而疼痛，可伴發熱、頭痛、聲音嘶啞、咳嗽等症狀。慢性咽喉炎常常因急性咽喉炎未徹底治癒而成。

❖荸薺汁

生荸薺適量。將荸薺洗淨切碎，用紗布擠壓取汁。適量服用。本方可養陰生津，利咽，適用於咽喉炎。

❖蜂蜜茶

茶葉、蜂蜜各適量。取茶葉（龍井尤佳），用小紗布袋裝好，置於杯中，用沸水沖泡，稍涼後加適量蜂蜜，攪勻後緩慢服下，每日5～7次，每次1杯。適用於咽喉炎。

❖蜂蜜蛋花飲

雞蛋1顆，蜂蜜20克，香油數滴。將雞蛋打入碗內，攪勻，以沸水沖開，滴入香油及蜂蜜，調勻。每日2次，早晚空腹服用。本方清肺養陰、化痰散結，適用於肺熱傷陰型咽喉炎。忌菸酒及辛辣食物。

❖清咽茶

烏梅肉、生甘草、沙參、麥門冬、桔梗、玄參各等份。將上藥搗碎混合均勻。每次15克，放入保溫杯中，以沸水沖泡，密蓋浸泡1小時。代茶頻飲，每日3次。適用於肺熱傷陰型咽喉炎。

❖海帶白糖方

水發海帶500克，白糖250克。將海帶洗淨、切絲，放入鍋內加水煮熟後撈出，拌入白糖醃漬1日後食用，每次服50克，每日2次。本方可利咽，適用於慢性咽喉炎。

❖橄欖海蜜茶

綠茶、橄欖各3克，膨大海3枚，蜂蜜1匙。先將橄欖放入清水中煎沸片刻，然後沖泡綠茶及膨大海，悶蓋片刻，加入蜂蜜調勻，飲汁。適用於慢性咽喉炎。

❖甘桔飲

桔梗6克，生甘草3克。桔梗、甘草研為粗末，共置杯中，以沸水浸泡，溫浸片刻。代茶頻飲，每日2次。桔梗祛痰利咽，甘草清熱解毒。本品可清肺生津、利咽，適用於慢性咽喉炎。

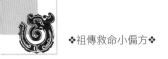

九、扁桃腺炎

扁桃腺炎即扁桃腺發炎,是指位於咽部的扁桃腺的非特異性炎症,由病毒或細菌感染引起。臨床上扁桃腺炎分為急性扁桃腺炎和慢性扁桃腺炎,主要症狀是咽痛、發熱及咽部有不適感等。此病可引起耳、鼻以及心、腎、關節等局部或全身的併發症。扁桃腺炎的致病原以溶血性鏈球菌為主,其他如葡萄球菌、肺炎球菌、流感桿菌以及病毒等也可引起。

❖穿心蓮末

穿心蓮、蜂蜜各適量。穿心蓮研末,每次6克,溫開水沖服,服用時調入適量蜂蜜,每日2次。穿心蓮可清熱解毒、涼血消腫。適用於扁桃腺炎、急性細菌性痢疾、胃腸炎、口腔炎。

❖清熱解毒合劑

玄參10克,生石膏25克,板藍根15克,兒茶5克。先將兒茶用紗布包緊,與其他藥投入藥鍋,水煎2次,過濾去渣,再煎10分鐘,藥液稠濃即可(約50CC),分2次服用,每日1劑。玄參可涼血解毒、清咽利膈、收斂去腐,適用於扁桃腺炎。

❖金銀花煎劑

金銀花30克,山豆根15克,甘草6克。三味藥煎煮,每日2次,每次1劑。金銀花既能宣散風熱,還能清解血毒,適用於各種熱病,對治療扁桃腺炎有較好的效果。

✤蒲公英橄欖粥

蒲公英15克，蘿蔔100克，橄欖、米各50克。將蒲公英、橄欖、蘿蔔共搗碎，用紗布包好，加水適量，水煎20分鐘，去渣後與淘洗乾淨的米一同煮粥。餐後服用，每日2次。本品具有清熱解毒、消腫止痛的功效，對扁桃腺炎有較好的療效。

✤膨大海甘草茶飲

膨大海4枚，甘草3克，冰糖適量。將膨大海、甘草洗淨放入碗內，沖入沸水，加蓋悶半小時左右，加入適量冰糖調味，慢慢飲用。隔4小時再泡1次，每天2次。膨大海可清熱、潤肺、利咽，適用於乾咳無痰、喉痛等症。本方對急性扁桃腺炎療效明顯。

✤敲太溪穴

太溪穴被古人認為「回陽九穴之一」。正坐或仰臥位，於內踝後緣與跟腱前緣的中間（與內踝平齊處）取穴。正坐，將一腿屈曲放於另一腿膝蓋上方，呈「4」字形。用食指或按摩錘敲打太溪穴3～5分鐘，以感覺酸脹為度。需要注意的是，敲打時須頻率均勻一致，不可時輕時重。（書後有附太溪穴圖）

✤按揉合谷穴

當發生急性扁桃腺炎時，手上的合谷穴會出現一個硬結。這時可以用拇指按住這個硬結，用力按揉，多次反覆直至硬結消

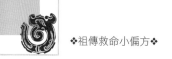

失，疾病就會痊癒。合谷穴位於手背，第1、2掌骨間，第2掌骨中點的橈側，左右各一，還可以按壓頭頂的百會穴。按壓之後，可改用虛拳拍打，拍打時如能蘸上涼水，效果會更好。

❖熱水泡腳法

首先準備一盆熱水，溶入適量鹽，攪勻，將與喉嚨發炎一側相反的腳浸入其中，一次浸泡5分鐘左右即可。傳統醫學認為泡腳可以養肺，長期持續泡腳可緩解喉嚨不適。

❖內金散

雞內金96克，青黛、冰片各2克。以上藥材共研成細末，儲存於瓶中備用，勿洩氣。每次取蠶豆大小量的藥粉，分別吹兩側咽喉。每日吹4～6次。適用於急性扁桃腺炎。

❖三黃液

黃連、玄明粉各3克，黃柏6克，黃芩9克，冰片2克。先將黃連、黃柏、黃芩共研成細粉，再加入開水100CC密封，浸泡30分鐘後過濾去渣。然後加入冰片、玄明粉，溶化後備用。用時將此藥液裝入霧化器，噴喉。成人每次5CC，幼兒2～3CC，每日噴6次。不能進食者，經噴喉4～8小時後，均能食用流質飲食。適用於急性扁桃腺炎。

十、中耳炎

中耳炎就是中耳發炎，是累及中耳全部或部分結構的炎性病變，常發生於8歲以下兒童，其他年齡段的人群也有發生，它通常是普通感冒或咽喉感染等上呼吸道感染所引發的疼痛併發症。慢性中耳炎是中耳黏膜、鼓膜或深達骨質的慢性炎症，常與慢性乳突炎同時存在。急性中耳炎未能及時治療，或病情較重，也可能形成慢性中耳炎。

❖地黃麥冬湯

生地黃、白芍、白朮、大棗、磁石、生牡蠣、麥門冬各10克，甘草3克，蔥白6克。每日1劑，水煎2次，分2次服用。本方可健脾益氣、養血和營、滋陰潛陽，適用於慢性化膿性中耳炎。

❖白茯苓粥

白茯苓15克，白米50克。白茯苓研細末，與白米入砂鍋內，加水500CC，煮成稠粥，每日2次，分早晚溫熱服食。本品可健脾滲濕，適用於化膿性中耳炎。

❖柏子仁香油滴耳法

柏子仁10克。將柏子仁烘乾研細末，加香油成稀糊狀，將藥油裝入小瓶中。先用雙氧水洗淨患耳膿液，然後將藥油滴入耳道內，早、晚各1次，每次3～4滴，滴完後扯耳輪活動幾下，以使藥油進入中耳。如果沒有併發症，可以不用其他藥物。

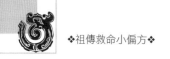

❖苦參黃柏散滴耳法

苦參、黃柏各3克，冰片1克，枯礬（煆白礬）2克。先將前2味炭化，再與後2味共研為細末，一起放入燒沸並冷卻的麻油中調勻備用。用時滴入患耳內，每日2次，每次2～3滴。苦參可清熱除燥、殺蟲；黃柏可解毒治療疔瘡；冰片可消腫止痛。此三味藥再配合枯礬，本方可有效緩解化膿性中耳炎症狀。

❖大蒜絲瓜汁滴耳法

大蒜2顆，絲瓜1根。所有藥材洗淨，共搗爛，用布包擠汁，滴耳，每次3～4滴，每日3次。需要注意的是，如果耳朵劇烈疼痛，或疼痛持續1週，或疼痛伴有發熱，應該及時就診。另外，耳內有液態分泌物，感到頭暈或咀嚼時耳內疼痛，也要及時就醫。

❖白礬豬膽末吹耳法

白礬15克，豬膽1個。將白礬裝入豬膽內，放陰涼處晾乾，取出白礬研末過篩備用。用過氧化氫溶液沖洗患者耳道，吹適量藥物入耳中，每日1～2次。白礬具有較強的收斂作用。本方可清熱解毒，適用於化膿性中耳炎。

十一、耳鳴

耳鳴是耳部疾病的常見症狀。耳鳴是指病人自覺耳內鳴響，如聞蟬聲，或如潮聲。耳聾是指不同程度的聽覺減退，甚至喪失。耳鳴可伴有耳聾，耳聾亦可由耳鳴發展而來。嬰幼兒時期就發生的全聾或嚴重的重聽，因為不能學習語言，會導致聾啞。內耳病變有時可以侵犯前庭系統，使平衡功能失常，所以在耳鳴耳聾的同時，可伴有較嚴重的眩暈。

❖枸杞羊腎粥

枸杞葉250克，羊腎1對，羊肉60克，米60～100克，蔥白2段，低鈉鹽適量。先煮枸杞葉，取汁去渣，與羊腎、羊肉、米、蔥白同煮成粥，加低鈉鹽適量。每日服1～2次。本方益腎填精，適用於腎虛引起的耳鳴。

❖柚子肉燉雞

柚子1個（最好是隔年的），公雞1隻（約500克）。公雞去毛及內臟，洗淨。柚子去皮留肉。柚子果肉放雞肚內，加清水適量。隔水燉熟。飲湯吃雞，每2週1次。本方補腎填精，適用於腎虛所致的耳鳴。

❖蓯蓉燉羊腎

肉蓯蓉30克，羊腎1對，胡椒、雞精粉、低鈉鹽等調味品各適量。將肉蓯蓉及羊腎（剖洗切細後）放入砂鍋內，加水適量，

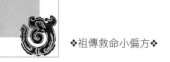

小火燉熟，加入調味品即可。當菜食用。本方補腎益精，適用於腎虛引起的耳鳴，陰虛火旺者慎用此法。

❖豬肉煮黑豆

豬肉500克，黑豆50克。將豬肉、黑豆同煮，至爛熟。適量服用，可常服。本方健脾益腎，適用於脾腎虛弱導致的耳鳴。

❖甜酒煮烏雞

烏骨雄雞1隻，甜酒120CC。加水適量同煮熟食，連續服用5～6隻。適用於腎虛所致的耳鳴，腰膝酸軟，陽痿遺精。

❖天麻燉豬腦

天麻10克，豬腦1個。將豬腦洗淨，切成小塊，與天麻同置碗內，加適量涼開水，放入鍋內隔水燉熟。每日或隔日服1次，3～4次為1個療程。適用於肝陽上亢型耳鳴。

❖鳴天鼓功法

兩手掌心緊按耳孔，五指置於腦後，然後兩手食、中、無名三指叩擊後腦，或將兩手食指各壓在中指上，食指向下滑彈後腦部。每次彈24下，每日3次。適用於耳鳴。

❖聲音掩蔽法

打開收音機，調到有雜訊的波段，把音量調整到稍高於自己耳鳴的音調，每次聽10～15分鐘，每天聽5～8次，連續數日。

♣礬連油塞耳法

枯礬、黃連各3克，香油25克。將前2味藥研成末後與香油調膏，裝入藥棉球裡，每晚臨睡前塞入耳內，次日換之。適用於耳聾伴有分泌物。

♣芥菜子粉塞耳法

芥菜子30克。芥菜子研細末，分別裝在藥棉球裡，分塞耳朵內，每晚睡前使用，次日更換。本法開鬱通竅，適用於耳暴鳴。藥棉大小要適度，用力勿過重，以免損傷內耳。幼兒慎用此法。

♣蔥白塞耳法

蔥白數段。將蔥白放入炭火中煨熱，放入耳中，每日更換3次。適用於耳鳴、耳聾。

♣蔥汁滴耳法

蔥汁適量。每次滴入耳內2滴。適用於因外傷瘀血聚積所致的耳鳴。

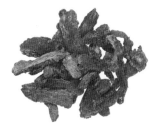

肉蓯蓉

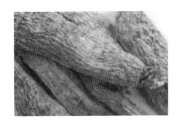

天麻

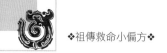

十二、斑禿

斑禿是指突然發生的局限性斑片狀脫髮。現代醫學認為可能與自身免疫或內分泌功能障礙有關。本病可歸屬於中醫學的「油風」等範疇，其病因機理為肝腎陰虛、情志不暢、肝氣鬱結、氣滯血瘀等。

本病患者一般都是突然發病，因無自覺症狀常被他人無意中發現。患處皮損特點為脫髮處呈圓形或橢圓形，界線清楚，表面無炎症現象。脫髮區數目不定，大小不一。

❖龍眼蜂蜜方

龍眼肉400克，蜂蜜適量。將龍眼肉放入鍋內乾蒸30分鐘後取出，然後將其放在陽光下晒2小時，第二天按上法再蒸再晒，然後添加適量水和蜂蜜，用小火燉熟後服用。適用於斑禿。

❖歸子丸

當歸、柏子仁各500克。將以上藥材共研細末，煉蜜為丸如黃豆大小，每日服3次，每次9克，飯後服用。適用於斑禿。

❖薑片擦頭皮法

新鮮老薑1塊。老薑切片擦頭皮，每日2～3次。適用於斑禿，症狀如頭髮局部脫落、短時間內出現脫髮斑等。

十三、酒糟鼻

酒糟鼻又稱酒渣鼻、玫瑰痤瘡和赤鼻，是產生於鼻部的一種慢性炎症性皮膚病，好發於中年人。通常表現為外鼻皮膚發紅，以鼻尖最為明顯，有時透過皮膚可看到擴張的小血管呈樹枝狀，鼻子顯得又紅又亮。病情進一步發展，皮膚可增厚，甚至長出皮疹或小膿瘡，外觀粗糙不平，像酒糟樣，故名酒糟鼻。

造成酒糟鼻的原因與毛囊蟲蟎感染有關，此外精神緊張、情緒激動、胃腸功能紊亂（胃酸減少，便秘）、病灶感染、酗酒、嗜食辛辣食物、冷風及高溫刺激也是酒糟鼻產生的原因。

✤七花煎

月季花、雞冠花、凌霄花、紅花、金銀花、野菊花、生槐花各10克。每日1劑，水煎分3次服。本方適用於酒糟鼻。

✤百部酒塗擦法

百部、米酒各適量。以百部1克、米酒2CC為比例，浸泡5～7日後用於擦抹鼻子，每日2～3次，1個月為1個療程。適用於酒糟鼻，症狀如鼻部皮膚潮紅、紅斑、油膩光滑等。

✤大黃擦法

大黃粉、硫黃各15克，蒸餾水100CC。將大黃粉、硫黃加蒸餾水拌勻密封1週後使用。每日早、中、晚各擦1次。適用於酒糟鼻。

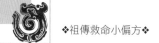

🌀 十四、皮炎

皮炎是一種常見而頑固的疾病，反覆性大。皮炎最為常見的特徵是瘙癢、滲液、脫屑等。常見的皮炎有神經性皮炎、脂溢性皮炎、接觸性皮炎等。神經性皮炎是一種神經官能性皮膚病，它以皮膚苔蘚樣病變和陣發性劇癢為特徵。脂溢性皮炎是在皮脂溢出過多的基礎上發生的一種慢性滲出性皮膚炎症。其病因多與體質、內分泌失調或細菌感染、氣候變化、刺激性食物及外傷等有關。接觸性皮炎是因接觸某一特定致病物質引起的皮膚炎症，炎症局限於某一特定部位並常有清晰、明確的邊界。

❖蒲公英金銀花飲

蒲公英90克，金銀花60克，甘草30克。以上3味藥加水2000CC，煎至1200CC，去渣備用。每次服200CC。初期每2小時服1次，待浮腫等症狀減輕後改為4小時服1次。本品具有清熱解毒，利濕消腫的功效，適用於日光性皮炎。

❖地黃白茅根湯

生地黃30克，白茅根90克，仙鶴草、藕節炭各10克，紅棗4顆。以上藥材水煎服，每日1劑，20日為1個療程。適用於色素性紫癜性苔蘚樣皮炎。

❖豬蹄甲酒

新鮮豬蹄甲、黃酒各適量。豬蹄甲焙乾，研細末，每次15～

30克，以黃酒60～90CC沖服，服後蓋被發汗。每週1～2次，10次為1個療程。適用於神經性皮炎。

✣菖蒲酒方

石菖蒲500克，米200克。將菖蒲切細，加入清水1500CC，煎煮至剩300CC，過濾去渣，取藥液，然後放入米，如常法釀酒。每天飯前溫飲20CC。本方具有養血祛風之功，常用於治療血虛風燥型神經性皮炎，症狀如患處劇癢、皮損漸呈苔蘚樣等。忌食生冷食品。

✣蜂蜜芹菜汁

新鮮芹菜適量，洗淨壓取汁液，然後添加等量蜂蜜，每天服2～3次，每次1勺，飯前服用。適用於皮炎。

✣艾葉茶薑蒜法

陳茶葉（1年以上）、陳艾葉各25克，老薑（搗碎）50克，紫皮大蒜2顆（搗碎），鹽適量。以上藥材水煎，加鹽適量，分2次外洗。適用於神經性皮炎。

✣紅皮蒜敷貼法

紅皮蒜適量。紅皮蒜去皮搗爛如泥狀，敷患處，約0.5公分厚，蓋以紗布，用膠布固定，每日換藥1次，連用7日。適用於神經性皮炎。

❖陳醋擦法

陳醋500CC。將陳醋入鍋中熬至50CC。先將患處用溫開水洗淨，以醋擦之，每日早、晚各1次。適用於皮炎，可緩解皮炎引起的不適症狀。

❖韭菜糯米漿外敷法

韭菜、糯米各一份。以上藥材混合搗碎，局部外敷，將敷料包紮，每日1次。適用於接觸性皮炎。

❖小蘇打洗浴法

小蘇打適量。將小蘇打溶於熱水中進行洗浴，全身浴用小蘇打250～500克，局部浴用50～100克。適用於神經性皮炎。

❖鮮薑擦法

鮮薑250克，10%的鹽水1000CC。將鮮薑搗碎，用布包擰取汁盛於杯內，再用鹽水洗淨患處，擦乾，用棉棒蘸薑汁反覆塗擦，至薑汁全部用完為止。每週1次。頭部有感染時可用複方新諾明1克，每日2次，連服5日，待炎症消失後再用上述藥方。適用於頭部脂溢性皮炎。

❖醋泡大蒜

用米醋泡大蒜（紫皮蒜），用棉棒蘸醋擦患處，雖疼痛但止癢，每日擦3～4次，1週為1個療程。適用於神經性皮炎。

♣海帶方

取少量的海帶，洗淨後用溫開水泡3小時，撈出海帶，加溫水洗浴患處。適用於神經性皮炎。

♣甘草方

甘草適量加水煎煮，過濾去渣，外洗患處，一般1次即可見效。凡因接觸油漆、花粉、某種野草或化學物質而引起的全身瘙癢，並有大小不等的丘疹，程度不同的發癢，甚至皮膚紅腫、有滲液等症狀，均可用此方治癒。

♣外用方

射干30克，加水750CC，煎煮1小時後過濾，另加鹽6克，外擦。使用時稍加溫，30～40℃為宜。適用於水田皮炎。

韭菜葉搗爛，擦於患處。適用於皮炎。

五倍子、蛇床子各30克，水煎外洗。適用於皮炎。

五倍子250克，米酒1000CC，明礬90克。混合浸泡1～2天備用，每天外擦3～4次。適用於皮炎。

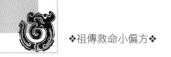

十五、皮膚瘙癢

皮膚瘙癢症是指無原發皮疹，自覺瘙癢的一種皮膚病。多發於老年及青壯年，冬季多發。瘙癢症患者應注意減少洗澡次數，洗澡時不要過度搓洗，不用鹼性肥皂。內衣以棉織品為宜。戒菸酒、濃茶、咖啡及一切辛辣刺激性食物，適度補充脂肪。

❖苦菜煮大腸

豬大腸、綠豆、苦菜乾（即敗醬草乾）、低鈉鹽各適量。綠豆先煮20分鐘，然後裝入洗淨的豬大腸內，兩端用線紮緊，同苦菜乾一起煮熟，加低鈉鹽調味，分餐食用，隔1～2日服1劑。適用於風熱所致的皮膚瘙癢。

❖紅棗泥鰍湯

紅棗15克，泥鰍30克，低鈉鹽適量。將紅棗與泥鰍煎湯，加低鈉鹽調味。每日1劑，連用10日。本方養血潤燥，適用於血虛肝旺型皮膚瘙癢，伴頭暈眼花、心慌失眠等症。

❖綠豆燉白鴿

幼白鴿1隻，綠豆150克。將白鴿除去毛及內臟，加綠豆和適量酒燉熟，食用。本方清熱利濕，適用於濕熱所致皮膚瘙癢（此症多發生在女陰、陰囊、肛門等處）。

❖海帶綠豆湯

海帶、綠豆、白糖各適量。將海帶洗淨切碎，與綠豆、白糖一起煮湯服食。每日1劑，連服6～10劑。本方清熱利濕，適用於濕熱下注型皮膚瘙癢症，症見局部瘙癢不止、白帶增多、口苦胸悶等。

❖止癢散

烏梢蛇、蜈蚣、蠍子各15克。以上藥材共研成細末，備用。每晚於臨睡前服4.5克，開水沖服。日服1次，可止癢。適用於皮膚瘙癢症。

❖紅棗薑桂飲

紅棗10顆，乾薑9克，桂枝6克。將3味藥材共煎湯服，每日1劑，1週為1個療程。本方疏風散寒，適用於風寒外襲型皮膚瘙癢，此症好發於冬季，發病部位多見於大腿內側、小腿屈側及關節周圍等。

❖密陀僧粉塗抹法

密陀僧、醋各適量。將密陀僧放爐火中燒紅後，立即投入醋中，待冷後將藥撈出。如此反覆7次後，將藥研為細末。同時加茶油調勻，塗患處。適用於皮膚瘙癢者。

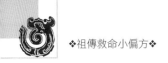

❖醋水外洗法

醋150CC，水200CC。醋加水燒熱洗頭，每日1次。本方清熱祛風，適用於頭部皮膚瘙癢。

❖油醋塗擦法

醬油、醋各適量。將醬油與醋混合，塗擦患處，清熱祛風。適用於風熱外襲所致的皮膚瘙癢，症見瘙癢劇烈、熱後更甚、抓後呈條狀血痂等。此方用於皮膚劇烈瘙癢者，用藥棉擦拭的時候不要用力過大，但要反覆擦拭，直至皮膚有熱感。擦拭結束後，用清水洗淨。

❖花椒明礬湯外洗法

花椒30克，明礬15克。將2味藥材煎湯，待稍涼後，洗患處，每日1～2次。本方疏風散寒，適用於風寒外襲型皮膚瘙癢。

❖魚腥草湯

魚腥草120克，野菊花、苦楝皮、千里光、朴硝各60克。以上藥材加水1500CC，煎至1000CC，將藥液倒入盆內，待溫後反覆洗浴患處。每日1劑，洗2次，每次洗15～30分鐘，可殺菌止癢，適用於皮膚瘙癢症。

十六、蕁麻疹

蕁麻疹俗稱「風疹塊」、「風疙瘩」，是一種常見的過敏性皮膚病，在接觸過敏源的時候，會在身體不特定的部位冒出一塊塊形狀、大小不一的紅色斑塊，這些產生斑塊的部位，會出現發癢的情形。蕁麻疹可以分為急性和慢性兩種。急性蕁麻疹為暫時性的過敏反應，只要遵照醫師的指示治療，大多可在數日內痊癒。而慢性蕁麻疹則可持續反覆發作數月至數年。本病可因外界冷熱刺激，或因食物、藥物、生物製品、病灶感染、腸寄生蟲或精神刺激等因素而誘發。中醫學認為，本病是由於風寒、風熱、風濕之邪侵犯人體肌膚而成。蕁麻疹患者應留意引起疾病的過敏源，避免接觸致敏原，忌食辛辣等刺激性食物，注意保持大便通暢。

❖胡蘿蔔炒筍絲

胡蘿蔔、竹筍各50克，金針菜15克，鮮金銀花10克。竹筍、胡蘿蔔洗淨切絲，與金針菜同炒。待起鍋後，拌入鮮金銀花即可。佐餐食用。本方有清熱涼血之功效，適用於蕁麻疹，症見風疹色紅，遇熱則劇，待冷則減，或咽喉腫痛等。

❖南瓜炒牛肉

牛肉300克，南瓜500克。牛肉燉至七分熟，撈出切條。南瓜去皮、瓤，洗淨切條，與牛肉同炒至熟。佐餐食。本方具有補益脾胃之功效，適用於蕁麻疹伴噁心嘔吐、腹脹腹痛者。

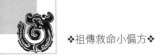

❖糖醋拌銀耳

銀耳12克，白糖、食醋各適量。銀耳泡發，再用開水沖洗，掰成小塊，放在盤內，加白糖和醋拌勻後食用。本方涼血消炎，適用於蕁麻疹。

❖椒鹽桃仁

桃仁300克，花椒鹽適量。桃仁洗淨，晾乾，去皮尖，油炸後，放入花椒鹽拌勻。適量服食。本方可活血化瘀，適用於蕁麻疹。

❖菊花冬瓜茶

冬瓜皮（經霜）20克，菊花15克，赤芍12克，蜜蜂適量。水煎代茶飲，每日1劑，連服7～8劑。適用於蕁麻疹。

❖清炒空心菜

空心菜400克，鮮黃菊花10克。先煎菊花，取汁15～20CC。空心菜炒熟後，將菊花汁淋在其上，加調料即可。本方清熱涼血，適用於蕁麻疹伴咽喉腫痛者。

❖鮮藕方

鮮藕300克，紅糖10克。鮮藕洗淨切片，用開水焯過後，放入調料及紅糖，拌勻即可。當點心吃。本方活血通絡，適用於蕁麻疹，症見風疹黯紅、面色灰暗等。

❖松葉酒

松葉90克，黃酒600CC。將松葉切細，入黃酒中，小火煮沸，候溫去渣，分3次溫後服用，飲後處溫室中，注意避風，覆被發汗，未癒再服。適用於蕁麻疹常年不癒。

❖參棗五味湯

紅棗15克，黨參9克，五味子6克。將以上藥材水煎，飲湯吃棗，每日1劑。適用於脾胃虛弱型蕁麻疹，症見形寒怕冷、胸脘脹悶、神疲乏力等。

❖珍珠粉蓮子湯

蓮子18克，珍珠粉2克，紅糖適量。蓮子去心，加紅糖適量煮熟，食蓮子，湯沖珍珠粉服用。每日1劑，連服7～8劑。適用於蕁麻疹，伴噁心嘔吐、腹脹腹痛、神疲乏力等。

❖芫荽酒噴法

芫荽120克，米酒2杯。將芫荽細切，酒煮沸，入芫荽再煎沸，候溫，收瓶備用。每次含1大口，從胸至足微噴之，勿噴頭面。適用於蕁麻疹，伴發熱、惡寒、胸悶氣短、口乾口苦等。

❖大蒜煎液外洗法

大蒜（打碎）、鹽各15克，明礬12克。將以上藥材水煎，趁熱洗患處。適用於蕁麻疹。

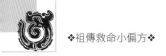

十七、濕疹

濕疹是一種特殊類型的變態反應性皮膚疾病，臨床表現為密集的丘皰疹，且皮膚損傷處糜爛滲液，古代稱之為「浸淫瘡」。這種病很常見，發病率約占皮膚科各類疾病的10%。濕疹可以發生在身體的任何部位，但在頭面、耳郭、乳房、會陰、四肢區側更為常見。濕疹一般分為急性、慢性、亞急性三種。急性濕疹經過治療，一般在1～2週後可以痊癒，若治療不當，就轉為亞急性或慢性濕疹。急性濕疹發病突然，皮損形態多樣，有瀰漫性的紅斑、密集的丘疹或丘皰疹、水皰、膿皰、滲液、糜爛、結痂等，邊界不清，範圍有大有小，分佈有一定的對稱性，瘙癢劇烈，反覆發作。慢性濕疹的皮膚損害比較局限，病情發展緩慢，皮損處皮膚肥厚，有時有皸裂及色素沉澱，邊界清楚。亞急性濕疹介於急性濕疹和慢性濕疹之間。

❖黃連蛋清外敷法

黃連12克，雞蛋清適量。黃連研細末，調入雞蛋清，攪拌均勻，敷患處。本方可清熱利濕，適用於急性濕疹，症見紅斑水皰、瘙癢難忍等。

❖明礬茶浸泡法

茶葉、明礬各60克。將茶葉、明礬入500CC水中浸泡30分鐘，然後煎煮30分鐘即可。外用，每次用此茶水浸泡患處10分鐘，不用布擦，使其自然乾燥。本方清熱利濕，適用於急性濕

疹，癢痛兼作，伴有口苦、尿短、便結等症。

❖綠豆香油膏塗抹法

綠豆粉、香油各適量。將綠豆粉炒至色黃，放涼，用香油調勻塗患處，每日1次。本方健脾除濕，適用於脾虛濕盛引起的急性濕疹，症見皮損暗紅，表面水皰滲液，面、足浮腫等。

❖甘蔗皮湯外洗法

甘蔗皮、甘草各適量。將兩者煎湯，用藥液清洗患處，每日2次。本方適用於慢性濕疹。

❖苦參芒硝湯外洗法

苦參、芒硝、威靈仙根各60克，黃柏、金銀花、薄荷、生大黃各30克，花椒15克。煎水外洗，每日2次，適用於濕疹。

❖野菊花熏洗法

野菊花全草250克，陳石灰粉適量。野菊花全草切碎置鍋中，加水2000CC，小火煎至800CC，過濾，趁熱熏洗患處15分鐘後，立即用潔淨的石灰粉塗抹，每日2次。適用於濕疹。

❖雙汁飲

冬瓜、西瓜各500克。冬瓜去皮、瓤，切條，加水3碗煮至1碗，去渣待涼。將西瓜去皮、子，將瓜肉絞汁，加入冬瓜汁內冷飲之。每日1劑，連服1週。本方清熱祛濕，適用於濕疹。

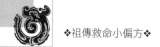

❖膽汁黃柏敷貼法

豬膽汁、黃柏各適量。將以上藥材晒乾，研末，外敷患處。適用於濕疹，症見皮損潮紅、水皰、糜爛等。

❖鯉魚紅豆湯

鯉魚1條（約500克），紅豆30克，調料適量。先將紅豆煮20分鐘，再加入洗淨的鯉魚同煮。待魚熟豆爛後，加入調料即可。本方健脾祛濕，滋陰潤燥，適用於濕疹。

❖陳皮蒸鯽魚

鯽魚1條（約300克），陳皮、生薑各10克，調料適量。鯽魚去腸雜，收拾乾淨；陳皮、生薑切絲，放入鯽魚肚內，加調料、清湯，同蒸至熟爛即可。本方健脾祛濕，適用於濕疹。

❖冬瓜蓮子羹

冬瓜300克（去皮、瓤），蓮子200克（去皮、心），調料適量。先將蓮子泡軟，與冬瓜同煮成羹，待熟後加調料。每日1劑，連服1週。本方清熱利尿，適用於濕疹。本方可將蓮子煮至八分熟時，再放入冬瓜熬煮，以免冬瓜太過熟爛而營養流失。但冬瓜一定要熟透，這樣能更好發揮功效。

❖薏仁山藥餅

小麥粉150克，薏仁粉、山藥粉各100克，發酵粉適量。將

前三者調勻，加入發酵粉後，加水調勻，烙餅，每張餅重50～60克。每日2個，連服5日。本方健脾祛濕、清熱利尿，適用於濕疹。

❧綠豆魚腥草湯

綠豆30克，海帶20克，魚腥草15克，白糖適量。將海帶洗淨切絲，魚腥草洗淨，同綠豆一起煮熟。喝湯，吃海帶和綠豆，每日1劑，連服6～7日。本方可清熱、祛濕、止癢，適用於急性濕疹，症見皮損潮紅，瘙癢劇烈，伴胸悶納差。

❧馬齒莧汁

馬齒莧250～500克。洗淨切碎，煎湯服食。每日1劑，連服5～7劑。本方適用於急性濕疹。

❧地龍荸薺酒

地龍5條，荸薺20克，黃酒適量。將地龍洗淨，與荸薺同絞取汁，加適量黃酒同煎沸，候溫，去渣服用。本方清熱利濕，適用於急性濕疹。

❧桑椹百合棗果湯

桑椹30克，百合30克，紅棗10顆，青果9克。水煎服，每日1劑，連服10～15劑。本方養血祛風，適用於慢性濕疹。

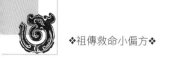

🌀 十八、凍瘡

凍　瘡是冬季極為常見的皮膚病，由於冬季氣候寒冷，外露皮膚長時間受到寒冷刺激，皮下動脈發生痙攣收縮，血液瘀滯，使局部組織缺氧，組織細胞損害所致。此外，還與患者體質較差、不耐寒冷及久坐少動、過度勞累等因素有關。凍瘡好發於手、腳、耳郭等部位，一般只有紅、腫、痛等症狀，嚴重者可能起水疱，甚至出現局部壞死。預防凍瘡的辦法是：在戶外運動或工作時，要注意做好身體保暖工作，可在皮膚上塗些油脂，以減少皮膚的散熱。適當增加手腳的活動，以促進血液循環。平時若能做到用冷水洗手、洗腳和洗臉，就能增強身體的抗寒能力，不易患凍瘡。

❖蒜椒豬油膏外敷法

大蒜、花椒各15克，豬油70克。將大蒜去皮搗爛，花椒研末，放入煉好的豬油中攪勻，製成膏劑，敷於受凍未破處，每日1次，用紗布包好。本方可防治凍瘡。

❖辣椒酒塗擦法

辣椒6克，米酒30CC。辣椒在酒中浸10日，去渣，頻擦患處，每日3～5次。尤其適用於凍瘡初起，局部紅腫發癢。

❖橘皮生薑外洗法

鮮橘皮3～4個，生薑30克。以上藥材加水約2000CC，煎煮

30分鐘，連渣取出，待溫度適宜時浸泡並用藥渣敷患處，每晚1次，每次30分鐘。如果凍瘡發生在耳輪或鼻尖時，可用毛巾浸藥熱敷患處。適用於凍瘡。

❖茄梗辣椒梗外洗法

茄梗、辣椒梗、荊芥各60克。加水2000～3000CC，煮沸後趁熱洗患處，每日1次。適用於凍瘡。

❖凡士林蜂蜜外敷法

蜂蜜、凡士林等量。將蜂蜜、凡士林調和成軟膏，塗於無菌紗布上，敷於瘡面，每次敷2～3層。

在敷前要將瘡面清洗乾淨，敷藥後用紗布包紮固定。適用於凍瘡。

❖生薑塗擦法

生薑1塊。生薑在熱炭中煨熱，切開擦患處。適用於凍瘡未潰者。

❖雲南白藥外敷法

雲南白藥、米酒各適量。將雲南白藥和米酒調成糊狀外敷於凍傷部位。破潰者可用雲南白藥乾粉直接外敷，消毒紗布包紮。適用於凍瘡。

十九、癤

癤是化膿菌侵入毛囊及周圍組織引起的急性化膿性炎症。單個損害稱為癤，是疼痛的半球形紅色結節。過一段時間，癤自然破潰或吸收，多發或反覆發作者稱癤病。多發於頭、面、頸、臀等部位，夏秋季最為多見。夏日炎熱多生痱子，或局部化膿的腫點為熱癤。癤皆因熱毒蘊結，或外受暑熱之邪而發。

❖敗醬草膏

敗醬草500克。敗醬草煎煮3小時後過濾，再煎煮濃縮成膏，加蜂蜜等量。口服，每次6克，每日2次。敗醬草清熱解毒、除濕消腫，適用於毛囊炎、癤等化膿性皮膚病、肛門疾病。

❖紅糖綠豆沙

綠豆50克。將綠豆煮爛，碾碎如泥，以小火煮至無湯，加紅糖調味，即可食之。紅糖性溫、味甘，歸脾經，具有益氣補血、健脾暖胃、緩中止痛、活血化瘀的作用。本方可清暑解毒、健脾益氣，適用於幼兒暑熱生瘡癤。

❖金銀花甘草飲

金銀花30克，甘草10克，綠豆25克。所有藥材用水煎2次，去渣取液，當茶飲，每日1劑，連服3～5日。適用於一切腫毒。金銀花味甘、性寒，清熱而不傷胃，芳香透達又可袪邪，既能宣散風熱，又善清解血毒。

✤蒲公英湯

蒲公英30克，僵蠶10克。水煎服，每日1劑，日服3次。本方可清熱解毒、祛風散結，適用於多發性癤腫。

✤米醋調乳沒外敷法

乳香末、沒藥末各6克，米醋250CC。將米醋煮沸，與藥末攪勻，隨攪隨加澱粉，成糊狀後倒在牛皮紙上塗抹，厚度約1公分。溫熱敷。本方消瘀解毒，適用於癤、癰、蜂窩性組織炎等外科炎症。

✤紅葉外敷法

落霜紅葉晒乾研末，以2：3比例與凡士林拌勻。外敷患處，每日2次，至痊癒。本方清熱解毒、消腫散瘀，適用於蜂窩性組織炎、癤腫。

✤局部治療外耳道癤腫

取黃連、黃柏、苦參、大黃各10克，麻油250CC，同入鍋內，置火上煎炸至黃褐色時，候涼備用。浸透小紗條置外耳道，每日換藥1次。本方有清熱解毒、消腫止痛的功效。

✤塗牙膏

用溫水洗淨周圍皮膚，再塗牙膏，可消腫止痛，適用於小癤子。

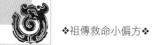

🌀 二十、癬

癬 是黴菌引起的傳染性皮膚病，多由股癬蔓延至肛門、會陰、臀部所致。夏季多發，冬季少見。中醫學記載的陰癬、圓癬、癧瘍風、紫白癜風等類似於本病。癬雖然算不上大病，但由於瘙癢難忍，影響學習和工作，而且讓周圍的人產生不適的感覺。所以應當引起重視，加以預防。

❖苦參膏外敷法

苦參6克，凡士林24克。將苦參研末，與凡士林調勻。外敷局部。本方可祛濕、殺蟲、止癢，適用於治銀屑病靜止期、股癬、皮膚瘙癢症、陰囊濕疹、陰癢。

❖韭菜泡腳法

將500克新鮮韭菜搗成泥狀，放進腳盆，加入沸水，再用與腳盆大小的蓋子將腳盆蓋緊，待水稍涼，將雙腳浸泡在韭菜水中，30分鐘左右即可。適用於腳癬，1～2次便可見效。

❖生薑泡酒法

生薑250克。生薑洗淨，切成薄片，晒乾，然後放入酒瓶內，用米酒浸泡並密封2～3日。將泡好的米酒塗抹於患處，每日3次，適用於花斑癬，使用3～5天可好轉。花斑癬俗稱汗斑，表現為皮膚上出現淺黃色或深褐色圓形斑，不癢也不痛，多見於頸、胸、背部。

多發疾病老偏方

輕鬆調治多發小病、陳年痼疾

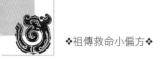

第三章

🌀 一、感冒

感冒分為普通感冒和流行性感冒。普通感冒,中醫稱「傷風」,是由多種病毒引起的一種呼吸道常見病,其中30%～50%是由鼻病毒引起的。普通感冒發生率較高。成人每年發生2～4次,兒童每年發生6～8次。全年均可發病,但以冬、春季節為多。流行性感冒是由流感病毒引起的急性呼吸道傳染病。病毒存在於患者的呼吸道中,在患者咳嗽、打噴嚏時經飛沫傳染給他人。

❖口含生大蒜

大蒜2～3瓣。將蒜瓣含在口中,慢慢嚼碎,然後咽下汁液,無味時吐掉雜質,連嚼2～3瓣即可。大蒜可行滯氣、暖脾胃、消症積,具有解表殺毒滅菌之功效。適用於感冒初起流清涕、咳嗽。咽痛者禁用。

❖薑蒜茶

大蒜、生薑各15克。將大蒜去皮,洗淨,切片;生薑洗淨,切片;大蒜片、生薑片放入鍋中,加水1碗,煎至半碗,飲時加紅糖10～20克。生薑可發汗解表、溫中止嘔、溫肺止咳。適用於感冒無汗惡寒者。

❖紫蘇葉薑糖飲

紫蘇葉15克,生薑5片。生薑、紫蘇葉以沸水沖泡10分鐘,

加紅糖適量即可。每日2次，趁熱服食。紫蘇葉味辛、性溫。本方可發汗解表，適用於風寒感冒，對患有噁心、嘔吐等症的胃腸型感冒更為適宜。

❖蔥薑茶

蔥白5根，薑3片，豆豉20克。所有藥材放入砂鍋中，加水，煎5分鐘，趁熱喝，服後蓋被可助發汗。蔥白適用於感冒風寒、陰寒腹痛。本方解表散寒，適用於感冒無汗惡寒者。

❖桑菊薄竹飲

桑葉、菊花各5克，薄荷3克，苦竹葉、白茅根各30克。所有藥材洗淨，同放入茶壺內，用沸水泡10分鐘即可。代茶飲用。桑葉味甘、性寒。本方疏散風熱，可辛涼解表，適用於風熱感冒。

❖葛根湯

葛根6克，升麻、秦艽、荊芥、赤芍各3克，紫蘇葉、白芷各2.4克，甘草1.5克，生薑2片。將上述幾味藥一起放入鍋內水煎、溫服。本方具有發汗解表的功效，對於發熱、頭痛、全身酸軟有很好的輔助療效。

❖金銀花連翹薄荷水泡腳法

金銀花30克，連翹50克，薄荷40克。一同放入鍋中加適量水，煎煮2次，每次20分鐘，合併濾汁，與沸水一同倒入盆中，先薰蒸，然後泡洗雙足。每次30分鐘，每日1～2次，3日為1個療

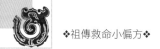

程。適用於風熱感冒。

❖生薑蒲公英水泡腳法

生薑、蒲公英各50克。生薑洗淨、切片，與蒲公英同放入鍋中，加適量水煎成湯藥，待藥溫適宜時用來泡腳，每次約40分鐘，每日2～3次，持續3天。本方散寒退熱，適用於風寒感冒。

❖竹葉辣椒水泡腳法

竹葉、辣椒各30克。加水適量煎煮取汁，待藥溫適宜時泡腳，然後蓋被臥床，讓身體微微出汗。每次30分鐘，每日1～2次。本方發汗解表，適用於風寒感冒。

❖冷水洗臉法

用冷水洗臉時，一定要手捧冷水把臉浸濕，然後再用雙手搓臉。值得注意的是，當臉上有汗時不宜馬上用冷水洗臉，應待汗乾後再洗。如果不習慣用冷水洗臉，可先用稍溫的水，然後降低溫度。本法可以有效預防感冒。

❖冷水浸臉法

先用手掌將面部搓熱，接著深吸一口氣，將臉浸入冷水中，勻速緩慢地呼氣，呼氣時間盡可能長一些，隨後起身。休息片刻，再進行第二次。需要注意的是，不要將雙耳浸入水中。本法可預防感冒。

二、咳嗽

咳嗽是因外感六淫，臟腑內傷，影響於肺所致有聲有痰之症。《素問·病機氣宜保命集》中曰：「咳謂無痰而有聲，肺氣傷而不清也；嗽是無聲而有痰，脾濕動而為痰也。咳嗽謂有痰而有聲，蓋因傷於肺氣動於脾濕，咳而為嗽也。」咳嗽無痰或痰量很少稱為乾咳。根據病程長短，咳嗽又分為急性咳嗽和慢性咳嗽。

❖貝母冰糖汁

川貝母5克，冰糖20克。川貝母研末，同冰糖放入碗內，加水150CC，隔水燉煮20分鐘，早、晚各1次，連服3～5次。川貝母味苦、甘，性微寒。本方清熱潤肺、化痰止咳，適用於肺熱咳嗽、乾咳少痰、陰虛勞嗽、咳痰帶血，尤其適用於久咳不止。

❖魚腥草沖雞蛋

魚腥草30克，雞蛋1顆。將魚腥草濃煎取汁，用沸騰的藥汁沖雞蛋1顆，一次服下，每日1次。魚腥草具有清熱、養陰、解毒的功效。適用於胸痛和肺熱咳嗽等症。

❖浙貝母丸

浙貝母、苦杏仁各45克，甘草9克。三藥搗碎研末，煉蜜為丸，如梧桐子大，每次含2～3丸。浙貝母可清肺熱、化痰。本方適用於肺熱咳嗽、痰多、咽乾。

❖薑梨汁

梨汁、薑汁、白蘿蔔汁、蜂蜜各適量。將梨汁、薑汁、蘿蔔汁煎煮後，小火熬成膏，加蜂蜜調勻，早晚服用。梨汁可潤肺清熱、滋潤咽喉、清熱去火。適用於肺燥所致的咳嗽。

❖川貝燉雪梨

雪梨1個，川貝母末6克。雪梨洗淨，切開，去核後放川貝母末，然後再併攏，用牙籤固定，碗中放適量水加冰糖20克，隔水燉煮30分鐘，吃梨喝湯，每日1次，連服3～5日。亦可用川貝母12克，打碎；雪梨1個，去核；冰糖20克。蒸熟後食用。雪梨具有生津潤燥、清熱化痰之功效，適用於肺陰虛者。本方具有潤肺止咳之功效。

❖蘿蔔蔥白水泡腳法

將1根蘿蔔切成小片，用水先將蘿蔔煮熟，再放蔥白6根、薑15克，煮剩1碗湯，與1000CC沸水同入洗腳盆中，先熏蒸，待水溫適宜時浸泡雙腳。每日2次，每次30分鐘。本方可宣肺解表、化痰止咳，適用於風寒咳嗽、痰多，疲倦、全身酸痛。

❖喉嚨運動法

緊閉嘴巴，將舌頭在口腔內平行往前伸展，同時將脖子兩邊淋巴結鼓起。此動作有助於強化氣管與肺部功能，能夠有效緩解咽喉炎等問題。

三、哮喘

哮喘是世界公認的醫療難題，被世界衛生組織列為四大頑症之一，是由多種細胞，特別是肥大細胞、嗜酸性粒細胞和T淋巴細胞參與的慢性氣管炎症。在易感者中，此種炎症可引起反覆發作的喘息、氣促、胸悶和咳嗽等症狀，多在夜間或凌晨發生；此類症狀常伴有廣泛而多變的呼氣流速受限，但大多數人會自然緩解或經治療後緩解；此種症狀還伴有氣管對多種刺激因子反應性增高。

❖白果調蜂蜜

白果（銀杏）20克，蜂蜜適量。白果炒熟後，去殼，取仁，加水煮熟，用蜂蜜調食。白果具有祛痰定喘的作用，用於治療喘咳痰多，能消痰平喘。適用於支氣管哮喘、老年人氣喘。

❖薏仁杏仁粥

薏仁30克，苦杏仁10克，冰糖適量。將薏仁煮粥，待半熟時，加入苦杏仁，小火煮至熟，加冰糖，早晚食用。苦杏仁可祛痰利濕，止咳平喘。適用於咳嗽痰多之喘症。

❖柚子皮百合湯

柚子皮1個（約1000克柚子去肉），百合120克，白糖125克。所有材料加水600CC，小火煎2小時。每日分3次服用，3個柚子為1個療程。兒童用量減半。柚子皮可補脾虛、清肺熱、消痰

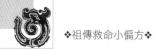

止涎，適用於久嗽、痰多、哮喘、肺氣腫者。忌食油菜、蘿蔔、魚蝦。

❖胡桃粥

胡桃仁50克，米100克。胡桃仁、米洗淨入鍋，加入適量水，煮約20分鐘，成粥後即可食用。胡桃仁具有益腎補腦、止咳定喘的功效。本方是冬季哮喘病常用的食療方，經常食用可防止咳喘舊病復發。

❖陳醋冰糖液

冰糖500克，陳醋500CC。將冰糖、陳醋放入鍋內，以大火加熱煮沸，每次服10CC，每日2次。陳醋可滋腎益肺，適用於陰虛哮喘、口燥咽乾、身形消瘦、煩熱、舌質紅、脈細數。

❖核麻蜜

核桃仁250克，黑芝麻100克。核桃仁搗碎，黑芝麻上鍋炒一下，取1勺蜂蜜，2勺水，煮沸，趁熱倒入核桃仁和黑芝麻，攪拌均勻，蒸20分鐘即可。每天早、晚各喝2湯勺。

❖油炒薑蛋

油熱後，放入少許薑絲，稍在油中熱一下，隨即倒入1顆雞蛋，拌勻，趁熱吃下。可自己掌握食量，臨睡覺前吃效果最好。連續吃3～5次即可見效。

❖胡椒貼膏

取白胡椒粉約0.5克，放在傷濕止痛膏上，敷貼在大椎穴，3天換1次。

如果哮喘時間較長，可加服白芥子、萊菔子、紫蘇子各15克，水煎服。每日1次，睡前服。

❖杏仁冰糖粥

甜杏仁20克，白米100克。用60℃熱水將杏仁的皮泡軟，去皮後砸碎，加入50～100CC水與米同煮，煮沸後加入10克冰糖，煮稠即可。經常服用，既可治療哮喘又可治療便秘。

❖推牆緩解哮喘法

首先找一個平坦、寬敞的屋子。自然站立在牆壁前面，雙腳分開與肩同寬，身體距牆壁的距離為30～40公分，然後雙腳十趾抓地，雙掌與肩平或略偏高於肩按在牆上，同時要用身體前傾之力把雙臂壓彎。這樣維持3分鐘，同時要配合均勻呼吸。

❖縮唇呼吸法

先用鼻子做兩次深吸氣，然後再從收成圓筒狀的口唇間緩慢呼氣。呼吸力求柔和舒適。時間長短可隨意，但初練時宜短，然後再根據習慣和體力調整呼吸深度和頻率。

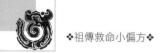

四、慢性支氣管炎

慢性支氣管炎是由於感染或其他因素引起氣管、支氣管黏膜及其周圍組織的慢性非特異性炎症。部分患者發病前有急性支氣管炎、流感或肺炎等急性呼吸道感染史。其病理特點是支氣管腺體增生、黏膜分泌增多。臨床出現有連續2年以上，每次持續3個月以上的咳嗽、咳痰或氣喘等症狀。

早期症狀輕微，多在冬季發作，春暖後緩解；後期炎症加重，症狀長年存在，不分季節，嚴重影響工作和生活。疾病進展又可併發阻塞性肺氣腫、肺源性心臟病。

❖豬肺杏仁煎劑

豬肺250克，苦杏仁10克，薑汁1～2湯匙。將豬肺洗淨，切塊，放入苦杏仁及清水煲湯，湯將好時沖入薑汁，加適量低鈉鹽調味，飲湯食豬肺。

苦杏仁味苦、性微溫，有止咳平喘之效，適當配伍，還可用於風熱、肺熱、寒飲引起的哮喘。適用於慢性支氣管炎。

❖紫蘇子粥

紫蘇子15～20克，米100克，冰糖適量。將紫蘇子搗爛如泥，加水煎取濃汁，去渣，加入米、冰糖，同煮為稀粥。

紫蘇子可止咳平喘、養胃潤腸，適用於氣管炎、咳嗽多痰、胸悶氣喘、大便乾結。

❖沙參百合茶

沙參、百合各15克，川貝母3克。所有藥材共研粗末，沖入沸水，加蓋悶30分鐘，代茶飲用。每日1劑。

百合可清熱益肺、潤燥生津。適用於燥熱型急性支氣管炎，症見乾咳無痰，或痰中帶血，鼻燥、咽乾，大便乾燥、小便顏色黃且量少。

❖黃精冰糖方

黃精30克，冰糖50克。將黃精洗淨，用冷水泡發，置砂鍋內加適量水煎煮，直至黃精爛熟，加冰糖服用。每日2次，吃黃精飲湯。

黃精可清肺、健脾、益腎。適用於肺燥、乾咳無痰、食少口乾、腎虛腰痛、支氣管炎。

❖蜜棗甘草湯

蜜棗8顆，甘草6克。將蜜棗、甘草加清水2碗，煎至1碗，去渣即可。飲服，每日2次。本方補中益氣、潤肺止咳，適用於慢性支氣管炎、咳嗽、咽乾喉痛。

❖按摩膻中穴

取立、臥、坐式均可，使身體處於放鬆狀態，自然呼吸，按摩兩乳之間的膻中穴。經常按摩此穴，可有效預防和緩解支氣管炎。

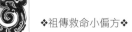

❖按摩中府穴

取坐位，雙腳分開與肩同寬，腰微挺直，全身放鬆，雙目微閉，呼吸調勻，雙手重疊，掌心朝內放於小腹上，靜坐2分鐘。雙手中指指腹同時按摩對側中府穴，注意力度要適中，每次1分鐘，以感覺酸脹為宜。經常按摩中府穴可有效預防和緩解支氣管炎。

❖吞舌根法

嘴巴閉著，將舌頭在口內平行往前後伸展，當舌根往後擠時，脖子兩邊的淋巴結同時要鼓起。此動作對於支氣管炎有很好的緩解作用。

❖芳香療法

桉樹、薰衣草、松木和迷迭香的精煉油可幫助緩解呼吸不適、鼻充血。透過深吸氣，吸入由以上一種或幾種精油揮發出的芳香氣味即可。此外，也可將精油混合放入熱水中，將毛巾浸濕，然後蓋住面部，並在芳香蒸氣中進行自由呼吸。本法可緩解支氣管炎。

❖滴鼻法

將地龍、蔥白提取液各8CC，混合滴鼻。每次1～3滴，每日3次，10日為1個療程。本法可緩解支氣管炎。

五、呃逆

膈肌痙攣，中醫稱「呃逆」，是氣逆上沖、喉間呃逆連聲，聲短而頻、致人不能自主的一種症狀。本病大多單獨出現，若繼發於其他疾病中則為病勢轉重之預兆。呃逆主要是胃氣上逆所致，與脾、胃、腎、肝關係密切。多因受寒涼刺激，干擾胃氣；或因飲食過急；或飲食不節，過食生冷，損傷胃氣；或情志抑鬱，肝氣犯胃；或脾胃虛弱，中氣虛損所致。亦可因腎氣不納致使氣逆上沖，動膈而出呃逆聲，症有輕重之分。若偶然發作，大多輕微；若反覆發作、遷延不止者，其症較重；若繼發於其他疾病中，其症尤重，治當詳察。

✿鼻吸皂角粉法

皂角20克。皂角去仁，研細末。吸入鼻中適量，直到打噴嚏為止，每日3～4次。皂角粉可溫中散寒、行氣止痛，治胃寒、脘腹冷痛、嘔吐、呃逆。

✿緩解呃逆按摩法

將手掌放在上腹部，以中脘穴為中心，順時針方向撫摩，重複50次，至腹部發熱為宜。

✿按壓眉頭治呃逆法

雙手微屈，食指貼於額頭著力，以拇指指腹按壓眉頭（攢竹穴），用力要均勻、持久、柔和，以自覺脹痛為最佳效果。每次

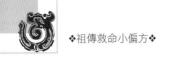

按壓持續5～10秒，3～5次便可見效。

❖自我治療法

①手掌罩口鼻法：用手掌罩住口鼻，正常呼吸。這樣能增加體內的二氧化碳，緩解打嗝。

②掌心按壓法：用拇指按壓掌心，越重越好，可緩解呃逆。

③按壓虎口法：用拇指按壓左手虎口，分散注意力，緩解打嗝。

④吸氣法：深吸一口氣，然後屏住氣息片刻。隨著肺中二氧化碳的增加，膈肌會鬆弛下來。

⑤伸舌頭法：伸出舌頭，這樣便能使左右聲帶間的聲門擴張。呼吸順暢，就不會打嗝了。

⑥按壓耳垂法：按壓耳垂後顱骨基部的柔軟部位，這便能使膈膜放鬆下來。

❖橘皮竹茹湯

橘皮10克，竹茹8克，生薑5克，紅棗3顆。所有藥材水煎2次，分次服用，每日1劑。橘皮可疏理氣機、調暢中焦、降逆止呃，適用於嘔吐、呃逆。

❖荔枝末湯

荔枝7顆。荔枝連皮、核燒炭存性，研為末。用開水送服。荔枝末可散滯氣，適用於呃逆不止、咽喉腫痛。

六、嘔吐

胃炎以嘔吐為主症者，屬中醫「噁心嘔吐」範疇。中醫認為：有聲有物為「嘔」，有物無聲為「吐」，有聲無物為「乾嘔」。在臨床上嘔與吐常常同時出現，故統稱「嘔吐」。主要是胃失和降、胃氣上逆所致。此多因胃腑被外邪所傷；或飲食不潔，過食生冷之物，損傷脾胃；或痰飲內阻，肝氣犯胃等臟腑，病邪干擾所引起；或因飲食不節，食滯傷胃；或脾胃虛弱，胃陽不足而致。以嘔吐為主症，病有急性與慢性之分，證有寒熱虛實之辨。病情複雜，兼症頗多。如嘔吐清水痰涎、口不渴、喜熱飲、四肢厥冷者為寒吐；吐酸苦水，或噯氣、喜冷飲、口渴、小便短赤者為熱吐。急性多突然嘔吐，慢性多時吐時止、反覆發作等。

❖胡椒末敷臍法

胡椒9克。將胡椒研為細末，填滿肚臍，外用膠布固定，隔日更換1次。本方可輔助治療脾胃寒濕性嘔吐。

❖十滴水滴肚臍法

把十滴水滴在肚臍裡，外面用紗布及膠布封蓋，12小時以後取下。十滴水是一味常見的中成藥，它的主要成分是樟腦、乾薑、大黃、小茴香、肉桂、辣椒、桉油和酒精，既能袪寒，又能去火，一滴入臍，可治暑天之火和食物之寒，寒熱兩邪通治，治療夏天易出現的胃腸問題。

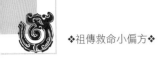

❖蔥白餅熱敷肚臍法

蔥白、鹽適量。蔥白拌鹽搗爛，蒸熟捏成餅。敷於肚臍上，固定。本方可溫中散寒降逆，用於久嘔不止。

❖急性的嘔吐按摩療法

掐內關穴：用拇指指尖掐住對側內關穴（在手腕上兩橫指，兩筋之中）1分鐘，以有麻脹感為度。

擦任脈：用一手的手掌自膻中穴（在兩乳中間）擦至肚臍，由上向下反覆5～7遍。

推膀胱經：讓別人用其一手手掌自肺俞穴（在第3胸椎棘突下督脈旁開1.5寸處）推至胃俞穴（在第12胸椎棘突下督脈旁開1.5寸處），自上向下左右各5～7遍。

❖蘆根綠豆粥

綠豆、蘆根各100克，生薑10克，紫蘇葉15克。先煎蘆根、生薑，再加紫蘇葉，片刻後，去渣取汁；綠豆煮粥，與藥液混合，再稍煮片刻。任意食用。蘆根味甘、性寒。《藥性論》記載：「蘆根能解大熱，開胃，治噎噦不止。」本方可止嘔利尿，適用於胃熱嘔吐及熱病煩渴、小便赤澀，並解魚鱉中毒。

❖甘蔗薑汁

甘蔗取汁液。薑汁製法與此同。甘蔗汁半杯，鮮薑汁1湯匙。將兩汁混合加溫水飲用，每日2次。甘蔗可清熱解毒、和胃

止嘔。適用於妊娠反應、慢性胃痛等引起的反胃吐食或乾嘔不止。

✤蘿蔔蜂蜜

蘿蔔1個，蜂蜜50CC。將蘿蔔洗淨，切絲，搗爛成泥，拌蜂蜜，分2次吃完。常吃蘿蔔有健脾和中、養胃的功效。本方可軟化血管、穩定血壓，適用於動脈硬化、膽石症引起的嘔吐。

✤薑汁砂仁

鮮生薑100克，砂仁5克。將鮮薑搗爛為泥，用紗布擠汁。將薑汁倒入碗內，加水，放入砂仁，隔水燉半小時，去渣飲湯。本方可溫胃散寒、行氣止嘔，適用於胃寒嘔吐、腹痛、妊娠嘔吐等。

✤黃連香薷湯

黃連3克，香薷8克，厚朴6克，白扁豆15克。所有材料用水煎2次，混合後分上、下午服用，每日1劑。香薷治脾胃不和、胸膈痞悶，適用於脾胃濕熱證，症見嘔吐吞酸、胃痛、心煩、口渴、小便黃。

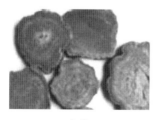

大黃

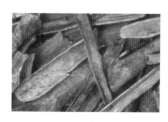

肉桂

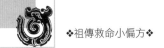

七、胃痛

胃痛是由於脾胃受損、氣血不調所引起的胃脘部疼痛的病症，又稱胃脘痛。歷代文獻中所稱的「心痛」、「心下痛」，多指胃痛而言。如《素問·六元正紀大論》說：「民病胃脘當心而痛。」胃痛是臨床上常見的一個症狀，多見急慢性胃炎，胃、十二指腸潰瘍病，胃神經官能症，也見於胃黏膜脫垂、胃下垂、胰腺炎、膽囊炎及膽石症等病。

❖甘草填肚臍法

準備甘草若干，取一小截搗碎，填在肚臍內，再用醫用紗布和醫用膠布固定。晚上貼敷，早上取下即可。甘草可以有效緩解胃痛。

❖附子木香藥餅敷臍法

取制附子、廣木香、延胡索各10克，甘草4克，共研細末，生薑汁調勻，製成藥餅，敷於臍腹部疼痛最明顯處。此方可溫中行氣，散寒止痛，適用於脾胃虛寒型胃脘痛。

❖按壓法

平躺下來，用雙手拇指同時在胸前兩邊肋縫中上下移動按壓，聽到腹中有「咕嚕咕嚕」的響聲，則是找對了「穴位」，繼續在該處按壓，胃裡便會也「咕嚕」起來。用此法可促進消化，緩解和消除胃脹、胃痛等。

❖百合烏藥煎劑

百合30克，烏藥9克。百合、烏藥用水煎2次，混合後分上、下午服用，每日1劑。烏藥治氣逆胸腹脹痛、宿食不消、反胃吐食、寒疝、腳氣、小便頻數。適用於胃痛（萎縮性胃炎或潰瘍）胃熱陰虛者，症見胃脘痛、空腹時胃痛、口乾欲飲等。

❖烏賊骨白芍川楝粉

烏賊骨3克，白芍、川楝子、甘草各2克。所有藥材共研細末，每次服1.5克，日服3次，空腹溫開水送下。

烏賊骨味鹹、澀，性微溫，有收斂止血、止痛之功效。持久服用本方，可使潰瘍面逐漸癒合達到治療胃痛的目的。

❖玫瑰花膏

玫瑰花100克，將玫瑰花搗碎，與白砂糖300克混勻，置於陽光下，待糖溶化後服用，日服3次，每次10克。適用於胃痛、消化不良、肺結核咯血，此膏可以長期食用，具有強身健體、和脾健胃、潤膚美容之功效。

❖馬鈴薯泥

馬鈴薯250克。將馬鈴薯洗淨（不去皮）加水煮熟，搗爛成糊狀。服時加蜂蜜適量，清晨空腹食用，連服半月。馬鈴薯可和中養胃。適用於胃脘隱痛不適。禁食發芽的馬鈴薯，否則輕者導致腹瀉，重者中毒嘔吐。

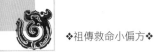

❖紅糖配燒酒

在酒盅內放適量紅糖，倒入適量高粱酒，用火柴點燃，再用筷子調勻，趁熱喝下，可以緩解胃痛。

❖香菜黃豆湯

香菜50克，黃豆15克，水煎服。治食滯胃痛。

❖生薑烏梅湯

將2顆烏梅放在碗內，倒入適量生薑汁，20CC醬油，適量砂糖。沖入沸水趁熱飲用，可止痛。

對於小孩，還可以用毛巾蘸薑汁，擦拭患部，以減輕痛苦。治腹痛及胃痛。

❖香油炸生薑片

將鮮薑洗淨，切成薄片，帶汁放在綿白糖裡滾一下，放入燒至六、七分熱的香油鍋內，待薑片顏色變深，輕翻後再稍炸一下，即可出鍋。每次吃2片，飯前吃（趁熱吃），每日2～3次。

❖蒸黑棗

玫瑰花15克，黑棗10顆，蜂蜜60克。先將玫瑰花洗淨，並撕成碎片，黑棗洗淨後去核；將兩者共置碗中，加入蜂蜜拌勻，放鍋內隔水用小火蒸60分鐘即可。每日1劑，分2次食用，一般3～5次為1個療程。

八、慢性胃炎

慢性胃炎是指不同病因引起的各種慢性胃黏膜炎性病變，是一種常見病。其發病率居各種胃病之首，年齡越大，發病率越高，特別是50歲以上的更為多見，男性高於女性。慢性胃炎常有一定程度的黏膜萎縮（黏膜喪失功能）和化生，伴有細胞喪失和胃泌素分泌減少，也可累及胃體，伴有泌酸腺的喪失，導致胃酸、胃蛋白酶和內源性因子減少。

❖枳實麥芽山楂

枳實9克，麥芽12克，山楂肉6克。所有藥材用水煎2次，混合後分上、下午服用，每日1劑。山楂具有消食導滯和胃的功效。適用於慢性胃炎飲食停滯證、胃脘脹痛、拒按、厭食欲吐、噯腐酸臭等。

❖薑韭牛奶羹

韭菜250克，生薑25克，牛奶250CC（或奶粉2湯匙，加水適量）。將韭菜、生薑切碎，搗爛，再用潔淨紗布絞取汁液，倒入鍋內，再加牛奶煮沸。每日早晚趁熱服用。韭菜含有揮發性精油及硫化物等特殊成分，散發出一種獨特的辛香氣味，有助於疏理肝氣、增進食欲、增強消化功能。適用於胃寒型胃潰瘍、慢性胃炎、胃脘痛、嘔吐等。

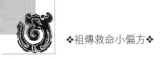

❖生薑橘子皮湯

生薑、橘子皮各20克。用水煎2次，藥液混合，每日2～3次分服。適用於慢性胃炎。

❖胡椒雞蛋

雞蛋1顆，胡椒7粒。將雞蛋打一小孔，胡椒碾末放入雞蛋內，以濕紙封口，蛋殼外用濕麵粉包裹0.5公分厚，入炭火中煨熟，去殼，空腹食用，以溫酒送服，每次1顆，每日3次。適宜寒濕中阻型胃炎。

❖辣椒葉雞蛋

雞蛋2顆，用花生油適量煎黃，與辣椒葉50克煮湯，加低鈉鹽適量調味，每日服用2次。適用於脾胃虛寒型胃炎。

❖核桃炒紅糖

核桃7顆，紅糖750克。將核桃去皮切碎，用鍋小火炒至淡黃色時，放入紅糖再炒幾下即可出鍋，趁熱慢慢吃下。早晨空腹吃，過半小時後才能吃飯、喝水；連吃12天，不要中斷。適用於慢性胃炎。

❖豬心配胡椒

每日1個豬心，20～30粒白胡椒研末，將豬心用刀切成3～4公分的薄片，白胡椒粉末均勻撒在豬心上，然後蒸熟，清晨空腹

服用。。一般服7天即癒。適用於慢性胃炎。

❖揉內外關穴法

取坐位或仰臥。以拇指、食指分置於內關（將一隻手中間三指併攏，無名指放在另一隻手的手腕中間的橫紋的中央，則食指下方按之凹陷並感覺酸痛處）、外關穴（手腕橫紋向上3指寬處，與正面內關相對）上，相對用力捏擠1～2分鐘。兩手交替施治，用力大小要以自己能忍受為度。

❖推拿按摩

①掌摩法：用手掌貼於胃脘部，輕快柔和地揉搓整個胃脘部，以解除胃脘部痙攣。一般以左上腹順時針向右下腹旋轉摩擦，由輕到重，以能忍受為度，按摩3～5分鐘。

②五指叩擊法：用指腹叩擊患者胃脘部，要求輕柔舒緩、以能接受為度，從上向下叩擊30～50次，一般按任脈循行線叩擊。

③背部推捏法：端坐或俯臥，於脊椎兩旁，從上向下提捏5～8遍，以疏通背部腧穴，達到以腧治腑的目的。

④透過以上按摩手法，可調理淺表性胃炎、萎縮性胃炎、胃潰瘍等，以及常出現胃脘部疼痛、痞滿、噯氣、吐酸水、嘔吐等症。

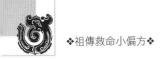

❀ 九、胃及十二指腸潰瘍

胃 及十二指腸潰瘍是一種常見病，表現為位於胃和十二指腸壁的局限性圓形或橢圓形缺損。患者有週期性上腹部疼痛、反酸、噯氣等症狀。常因情緒波動、過度勞累、飲食失調、吸菸、酗酒、某些藥物的不良作用誘發。

❖海蜇糖棗膏

海蜇450克，紅棗500克，紅糖250克。將海蜇、紅棗先煎15分鐘後，加入紅糖用小火熬成膏狀。每次1匙，每日2次。本方清腸熱，適用於胃及十二指腸潰瘍。

❖海螵蛸大黃粉

海螵蛸、生大黃各一份。將兩味藥材各研細粉，混合裝入膠囊，每個膠囊0.3克，每次3粒，用溫開水送服，每日2次。生大黃可收斂止血、清熱解毒。本方適用於胃及十二指腸潰瘍引起的上消化道出血。

❖蓮草紅棗湯

鮮墨旱蓮50克，紅棗8～10顆。將墨旱蓮、紅棗加水煎煮半小時。濾出藥液，再煎一次，兩次藥液混合，分次服用。紅棗可滋陰補血、止血。本方適用於胃、十二指腸潰瘍出血以及失血性貧血等。

❧空腹食蜂蜜

蜂蜜適量。空腹服用蜂蜜，早、晚各1次，用溫開水調服。蜂蜜不僅能補中益氣、健胃、潤腸通便，還能抑制胃酸分泌，減少對胃黏膜的刺激而緩解疼痛。

❧玫瑰花茶

乾玫瑰花瓣6～10克（鮮品加倍）。乾玫瑰花瓣用沸水沖泡開，代茶飲用。玫瑰花有疏肝解鬱、健脾和胃的功效，適用於肝氣鬱結脅痛、胃潰瘍及十二指腸球部潰瘍疼痛等。

❧生薑燉豬肚

生薑250克，豬肚1個。將薑拍碎，放入豬肚裡，用小火燉熟，吃豬肚喝湯，連吃3～5個，每日吃1個。適用於胃、十二指腸潰瘍。

❧蛋黃粉

取新鮮雞蛋500克，放在水中煮熟，剝去蛋殼蛋白，取出蛋黃，用鍋小火翻炒，直至冒油成咖啡粒狀，切忌炒焦變苦。每次2枚，空腹食用。1000克新鮮雞蛋為1個療程。

❧按揉腹部法

仰臥，右手掌放於上腹部，左手輕壓於右手背上，稍用力向右下腹按摩，經下腹、左下腹，回到上腹部，反覆30次。然後更

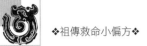
換左手，反方向按摩。

♣按揉丹田法

先自然站直，雙腳分開與肩同寬，雙手自然下垂放於身體兩側，眼睛平視前方，自由呼吸，將注意力集中在丹田穴位，舌頂上齶，然後將右手放在神闕穴並固定，左手順時針按摩丹田。

範圍可逐漸擴大，直至按摩整個腹部，一次按摩9～10次為宜。最後再換左手固定，右手逆時針從腹部外沿向裡一圈圈按摩，一直按摩到丹田，按摩9～10次。

♣灸神闕穴法

神闕穴就是「肚臍」，又叫「臍中」。神闕穴可隔鹽進行針灸，可請家人幫忙，將足量的鹽置於神闕穴處，再把艾條或艾炷放於鹽上施灸，每日1次；也可隔附子或薑片、蒜片進行針灸。

♣灸內關穴法

準備清艾條點燃，採用正坐或仰臥的姿勢，對著左側內關穴施灸。注意保持一定距離，要以溫熱為度，不要燙傷皮膚。內關穴位於前臂掌側，在近手腕皺紋往上約3指寬的中央。

十、胃腸炎

胃腸炎是胃腸黏膜及其深層組織的出血性或壞死性炎症。其臨床表現以嚴重的胃腸功能障礙和不同程度的自體中毒為特徵。胃腸炎可分為慢性胃腸炎和急性胃腸炎兩種。慢性胃腸炎最常見的症狀是腹瀉，每日1次或多次，腹瀉不發生在夜間，不會因有排便感而醒來，所以不干擾睡眠；急性胃腸炎主要是由於不潔飲食引起，常常因為各種細菌的感染，如痢疾桿菌、沙門桿菌屬感染等。

✤罌粟殼金銀花煎劑

罌粟殼3克，金銀花10克，山藥30克。所有藥材用水煎2次，早晚分服。金銀花可清熱解毒、收斂、止瀉。本方適用於慢性胃腸炎、結腸炎、消化不良、慢性腹瀉等。

✤茶葉生薑湯

茶葉9克，生薑6克。加水兩碗，濃煎成半碗，一次服下。適用於泄瀉清稀，面色萎黃，舌淡苔白等症。

✤藿香滾雞蛋

雞蛋1顆，藿香15克。藿香加水與雞蛋共煮，雞蛋不可煮破，待蛋煮熟後，取出待稍涼，然後用雞蛋在患者臍部周圍滾動，蛋涼再煮，煮熱再滾，如此反覆滾動10～15分鐘，每日2次。藿香具有清熱健脾、除濕止瀉的功效，適用於幼兒急性胃腸

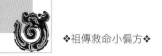

炎、腹痛、腹瀉。

❖石榴樹葉生薑湯

石榴樹葉60克，生薑15克，低鈉鹽30克。炒黑，煎湯代茶，頻頻飲服。另取蔥白、粗鹽各適量，放鍋內炒熱，用布包裹敷於腹部。適用於急性腸炎，腹瀉不止。

❖按摩內關穴

取蔥白、生薑各30克搗爛，加水300CC，煮沸30分鐘，趁熱用食指蘸藥液在拇指及小指根部的掌面向外擦12次，再向內關穴（位於前臂掌側，在近手腕皺紋往上約3指寬的中央）、手臂上方推擦各12次，每日1～2次，連用2～3日。按摩內關穴可有效緩解胃腸炎。

❖敷貼法

取薏仁、白朮、香附、當歸、茯苓各30克，青皮、橘皮、白芍各15克，共同研成細末，然後放入鍋內炒熱，裝入布袋中，敷貼在小腹部。為了敷貼牢固，還可以用繃帶或膠布固定。本法可有效緩解胃腸炎。

❖熱熨法

取補骨脂、吳茱萸各15克，乾薑45克，肉桂20克，共同研成細末，加入適量的大蔥，搗爛如泥，裝入布袋，放在臍部及關元、氣海穴部位，外用熱水袋反覆熱熨30分鐘。本法能夠緩解胃

腸炎。

❖藥墊法

將乾薑、五倍子、升麻、黃耆、補骨脂、荷葉、吳茱萸各50克一同研成細末，隨後加入蔥白10克，共搗碎，用紗布包裹製成藥墊。可經常坐於上面。本法能夠有效緩解胃腸炎。

❖大蒜止瀉法

大蒜1～2瓣。將蒜剝皮洗淨，用刀削去蒜瓣的頭尾。腹瀉時，大便後先溫水坐浴，再將削好的蒜送入直腸裡，越深越好。一般情況下，放入蒜後瀉肚即止，五、六小時後排便即成型。每次放1～2瓣，連放2～3天，大便即可正常。

❖蒜泥敷臍

紫皮蒜3～4瓣。將蒜搗成蒜泥，塗在肚臍上，外面貼上紗布，再用膠布固定好，1～2天見效。適用於痢疾、腸炎。

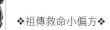

十一、消化不良

消化不良是一種臨床症候群，是由胃運動障礙所引起的疾病，也包括胃蠕動不好的胃輕癱和食道逆流病，分為功能性消化不良和器質性消化不良。功能性消化不良屬中醫的「脘痞」、「胃痛」、「嘈雜」等範疇，其病在胃，涉及肝脾等臟器，予以健脾和胃、疏肝理氣、消食導滯等方法治療；器質性消化不良是由某器官病變引起的消化不良症狀。引起消化不良的原因很多，包括胃和十二指腸部位的慢性炎症，使食道、胃、十二指腸的正常蠕動功能失調。患者的精神不愉快、長期悶悶不樂或突然受到猛烈的刺激等均可引起。

❖雞內金研末

雞內金若干。晒乾，搗碎，研末過篩。飯前1小時服3克，每日2次。本方可消積化滯，適用於消化不良等。

❖無花果飲

乾無花果2個（鮮品加倍），白糖適量。將乾無花果洗淨，搗爛，炒至半焦，加白糖沖服，代茶飲用。本方可開胃助消化，適用於胃虛所致的消化不良。

❖鵪鶉山藥黨參湯

鵪鶉1隻，黨參25克，懷山藥50克，低鈉鹽適量。將鵪鶉處理洗淨，黨參洗淨，切成小段，懷山藥去皮，切成塊；將鵪鶉、

黨參、懷山藥加水共煮約50分鐘至熟。吃肉飲湯。適用於脾胃虛弱引起的不思飲食、消化不良等。

❖雞矢藤湯

雞矢藤、山楂、麥芽各15克，神曲6克。水煎服。每日1劑，分2次服用，可消食化積。適用於消化不良。

❖砂仁散

砂仁、人參各30克，黑三棱18克。以上藥材共研細末。每次服6克，分2次服用，開水沖服，可益氣健胃、理氣化積。適用於消化不良。

未見食積者，去黑三棱，加雞內金15克。

❖香砂藕粉糊

砂仁2克，木香1克，藕粉30克，白糖適量。將砂仁、木香研為細末，同藕粉及白糖一起放入碗內攪勻，沸水沖泡，攪拌成糊狀即可。每日1～2次。藕粉能增進食欲，促進消化。本方適用於消化不良，宜趁熱食用，不宜冷服，以免傷脾胃。

❖砂仁粥

砂仁2～3克，米50～75克。先把砂仁搗碎為細末；再將米煮粥，待粥將熟時，調入砂仁末，稍煮即可。每日可供早晚餐，溫熱服食。本方適用於食欲不振、消化不良。注意砂仁放入粥內後，不可久煮，以免有效成分揮發。

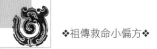

十二、膽囊炎

膽囊炎是細菌性感染或化學性刺激引起的膽囊炎性病變，為膽囊的常見病。急性膽囊炎的症狀主要是右上腹痛、噁心、嘔吐和發熱等；慢性膽囊炎是最常見的一種膽囊疾病，病人一般同時患有膽結石。膽囊炎多見於35～55歲的中年人，女性發病較男性為多，尤多見於肥胖且多次妊娠的婦女。

❖山楂三七粥

山楂10克，三七3克，米50克，蜂蜜適量。三七研細末，先取山楂、米煮粥，待沸時調入三七、蜂蜜，煮至粥熟服食。每日1劑，早餐服食。山楂可活血化瘀、理氣止痛。本方可擴張血管、降低血壓及利尿。

❖丹參三七湯

丹參30克，紅棗10克，三七25克。將丹參用布包，紅棗去核，三七去皮，洗淨，加水同燉至熟後，去藥包，以低鈉鹽、雞精粉調味，喝湯吃紅棗，每日1劑。丹參可清熱涼血、疏肝利膽。本方適用於慢性膽囊炎導致的肝區疼痛、大便燥結者。

❖冬瓜皮湯

乾冬瓜皮80克（鮮品加倍），加水煎服，每天2～3次。

✤金錢銀花燉瘦肉

金錢草80克（鮮品200克），金銀花60克（鮮品150克），豬瘦肉600克，黃酒20克。所有藥材洗淨，將金錢草與金銀花用紗布包好，同豬肉加水浸沒，大火燒沸加黃酒，小火燉2小時，取出藥包。飲湯食肉，每次1小碗，分2次服用。隔夜後要煮沸，3日內服完。金錢草可清熱利膽、利尿通淋。適用於膽囊炎。

✤茵陳蒿

乾燥茵陳蒿15克、萹蓄9克，以5碗水煎至2碗半，分為4份，每3小時服用1份，連續服5～7天。然後到醫院檢查，如果情況已有改善，則改為兩天服1劑，再服5～10天；如果病情仍需加強治療，則每天1劑，繼續服5～10天。本方除對膽囊炎有很理想的效果外，對於一般肝病也有治療功能，平時當茶飲用，對於預防、消除各類肝炎均有幫助。

如果是15歲以下兒童使用量可減半，如果體重超過80公斤以上者，藥量必須酌量增加，此時茵陳蒿可用20克、萹蓄用12克。

✤摩腹療法

用手掌在臍的周圍做順時針按摩20～30次。以拇指或中指指尖按揉章門穴（位於屈肘合腋，肘尖盡處）、梁門穴（位於臍上4寸，旁開2寸處）、期門穴（位於乳頭下方的第6肋間隙）各1分鐘。用雙手掌根部自劍突至小腹部自上而下推20～30次。

十三、肺氣腫

肺氣腫是指終末細支氣管遠端氣腔增大，並伴有腔壁破壞性改變的一種病理狀態。主要包括阻塞性肺氣腫、老年性肺氣腫、代償性肺氣腫及灶性肺氣腫等。阻塞性肺氣腫最為常見，它是由於慢性支氣管炎或其他原因逐漸引起的細支氣管狹窄，終末細支氣管遠端氣腔過度充氣，氣腔壁膨脹、破裂而產生的肺充氣過度和肺容積增大而阻塞的肺氣腫。

✤南瓜蜂蜜糖

南瓜1000克，蜂蜜100CC，冰糖50克。將南瓜頂部開口，去子、瓤，將蜂蜜和冰糖裝入，再將開口蓋好，蒸至熟爛。早晚吃，連吃7天。南瓜性溫、味甘，無毒，能潤肺益氣、化痰排膿。本方適用於咳喘、肺氣腫。

✤百尾筍燉雞

百尾筍30克，白鮮皮、鹿銜草各15克，雞肉200克。雞肉洗淨，切塊；百尾筍洗淨，再將百尾筍、白鮮皮、鹿銜草一起放入煎鍋中，加入適量清水，用大火煮沸後，轉小火煎至湯汁濃郁，加入雞肉塊，放入湯汁中繼續熬煮，熬至雞肉完全熟透後，熄火，取湯汁。每日服用。百尾筍可潤肺止咳、健脾消積，適用於虛損、咳喘、痰中帶血、腸風下血、食積脹滿。

❀桑白皮豬肺湯

豬肺500克，桑白皮、甜杏仁各30克，黃酒1匙，低鈉鹽適量。將豬肺切塊，同桑白皮、甜杏仁入鍋中，加水適量煮沸，加黃酒、低鈉鹽後，再轉小火燉2小時，棄渣吃豬肺喝湯，每日2次，2天吃完。

桑白皮可瀉肺平喘、行水消腫，適用於肺熱喘咳、吐血、水腫、小便不利以及慢性支氣管炎伴有肺氣腫。

❀三子湯

紫蘇子、白芥子、萊菔子各10克，山藥60克，玄參30克。水煎服。每日1劑，分2次服用，可扶正祛邪，標本兼顧。適用於痰涎壅盛型肺氣腫。

❀三子藥參湯

白芥子9克，紫蘇子、萊菔子各10克，山藥60克，人參30克。水煎服。每日1劑，分2次服用。可扶正祛邪，降氣化痰。適用於肺氣腫（痰涎壅盛型）。本方與三子湯適用症候相似，玄參可滋陰瀉火，人參可益氣健脾。

❀揉合谷穴、曲池穴法

以一手的拇指指骨關節橫紋，放在另一手拇、食指之間的指蹼間隙上，拇指尖下是合谷穴。

曲池穴位於肘橫紋外側端，屈肘，肘橫紋與肱骨外上髁連線

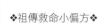
中點。

　　用拇指，按揉對側的合谷穴和曲池穴，指壓下去以感覺酸脹為佳。每穴按揉2分鐘。然後換手繼續按揉。每天做3次。此二穴是人體強壯的要穴，能夠有效提高免疫力，提升整體精神狀態，促進受損組織的修復。

❖揉尺澤穴法

　　尺澤穴位於肘橫紋中，肱二頭肌腱橈側凹陷處。用拇指按揉對側胳膊的尺澤穴，按摩1～2分鐘。以按壓酸脹感為佳，操作同按揉合谷穴、曲池穴。尺澤穴具有補肺氣、滋肺陰的作用，是治療肺病的特效穴位。與合谷穴、曲池穴不同，尺澤穴的補益作用更為專一。

❖按揉小腹法

　　雙手重疊，稍微用力按壓於臍下小腹部，然後順時針方向和緩地按揉，每次按揉10分鐘，每日2次。注意千萬不要過於用力，也不要憋氣，以免出現岔氣，甚至加重病情。小腹部有人體補氣強身健體的重要穴位—氣海穴和關元穴。輕柔和緩地按揉小腹部可以有效地刺激此二穴，達到補氣平喘，增進食欲的作用。

❖毛巾擦頸、擦背、擦腰法

　　洗澡中或洗澡後，用一條濕潤的長毛巾，先擦後頸部，再斜著擦後背，最後橫擦腰部，每個部位擦1分鐘，擦到皮膚發紅微熱為佳。目的是刺激背部的定喘穴、肺俞穴、腎俞穴等穴，以寬

胸理氣、補腎平喘止咳。臨床證實，此做法能夠在一定程度上促
進肺泡的回縮，增加血液中的含氧量。

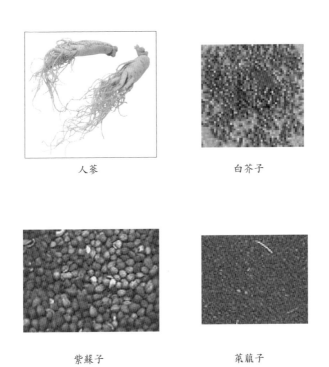

人蔘　　　　　　　　　　　白芥子

紫蘇子　　　　　　　　　　萊菔子

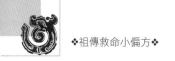

🌀 十四、高血壓

高血壓主要是由於高級神經中樞調節血壓功能紊亂所引起、以動脈血壓升高為主要表現的一種疾病。高血壓病指靜息狀態下動脈收縮壓和舒張壓增高（≥140/90mmHg），常伴有脂肪和糖代謝紊亂以及心、腦、腎和視網膜等器官功能性或器質性改變，以器官重塑為特徵的全身性疾病。兩次以上非同日測得的血壓高於140/90mmHg可以診斷為高血壓。

❖茶葉玉米鬚水

玉米鬚60～80克，茶葉適量。將玉米鬚洗淨，一同與茶葉用沸水沖泡，代茶飲。玉米鬚具有利尿作用，適用於高血壓、腎炎，症見眼瞼水腫、下肢輕微水腫的患者。

❖鮮芹菜汁

鮮芹菜250克，蜂蜜適量。將鮮芹菜洗淨，切碎，放入榨汁機中榨汁。每次服用50CC，加適量蜂蜜調服，每日2次。本方有清熱平肝的作用，適用於肝陽上亢型高血壓，症見頭痛眩暈、顏面潮紅、煩躁易怒等。

❖鮮芹菜根紅棗湯

鮮芹菜根10個，紅棗10顆。將芹菜根洗淨，搗爛，與紅棗同煮30分鐘，每次服用50CC，15～20天為1個療程。本方有清熱、平肝、降壓的作用，適用於高血壓伴頭暈頭痛、面紅目赤等症。

❖山楂粥

山楂30～40克，米100克，白砂糖10克。將山楂洗淨，放入鍋中，大火煮至濃稠，濾出濃汁，去渣，然後加入米、白砂糖煮粥。在兩餐之間當點心服用，不宜空腹食用。山楂具有消積化滯、收斂止痢、活血化瘀等功效，適用於高血壓兼有積滯或高脂血症者。

❖菊花糯米酒

甘菊花10克（剪碎），糯米酒適量。將兩種材料放入鍋內拌勻，加入適量水煮沸後食用。每日2次。糯米酒可溫中益氣，菊花有清熱散風的作用。本方適用於高血壓肝陽上亢型見有眩暈、面紅目赤、急躁易怒、口苦咽乾等症。

❖按摩湧泉穴法

每天晚上用熱水泡腳半小時後按揉湧泉穴3分鐘。在床上取坐位，雙腳自然向上分開，或取盤腿坐位，然後用雙手拇指從足跟向足尖湧泉穴處，進行前後反覆地揉搓；或用雙手手掌自然輕緩地拍打湧泉穴，最好以足底部有熱感為宜。湧泉穴是人體足底穴位，位於足前部凹陷處第2、3趾趾縫與足跟連線的前1/3處，為全身腧穴的最下部，乃是腎經的首穴。中國現存最早的醫學著作《黃帝內經》中說：「腎出於湧泉，湧泉者足心也。」意思是說，腎經之氣猶如源泉之水，來源於足下，湧出灌溉周身四肢各處。所以，湧泉穴在人體養生、防病、治病、保健等各個方面具

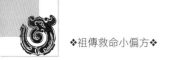

有重要作用。

❖足底貼敷法

吳茱萸100克，龍膽草60克，土硫磺20克，朱砂15克，明礬
30克。將以上藥材共研成細末，每次用藥適量，用醋調成糊狀，
每天晚上睡覺前貼到兩腳湧泉穴上，再用醫用紗布包好以防止脫
落，早上起來之後取下。

❖鉤藤泡腳法

鉤藤30克，剪碎，放到盆裡加適量水煮，不宜用大火，10分
鐘後端下，稍微涼一點的時候加適量熱水，然後把雙腳放進去，
每次泡30～45分鐘（可不斷加熱水保持水溫）。早晚各1次，10
日為1個療程，連續2～3個療程。

❖李時珍藥枕

野菊花、淡竹葉、冬桑葉、生石膏、白芍、川芎、磁石、蔓
荊子、青木香、蠶沙、薄荷各20克，裝到枕頭裡面，每天枕的時
間不能少於6小時。

十五、低血壓

低血壓是指體循環動脈壓力低於正常狀態。由於高血壓在臨床上常常引起心、腦、腎等重要臟器的損害而倍受重視，世界衛生組織也對高血壓的標準有明確規定，但低血壓的診斷尚無統一標準，一般認為成年人肢動脈血壓低於90／60mmHg即為低血壓。低血壓病是由於血壓降低而引起的一系列症狀，如頭暈、暈厥等，女性可有月經量少，持續時間短的表現。中醫學認為，本病與身體虛弱、氣血不足有關。

✤耆麻雞湯

母雞1隻，黃耆30克，天麻13克，蔥、薑各8克，低鈉鹽15克，黃酒10克，陳皮12克。將母雞去內臟，入沸水中焯，去浮沫，沖洗；將黃耆、天麻裝入雞胸腔內，放於砂鍋中，入蔥、薑、低鈉鹽、黃酒及陳皮，加水適量，小火燉至雞爛熟，放胡椒粉適量即可食用。本方可補益肺脾，適用於低血壓引起的食欲不振、頭暈目眩、眼冒金星、久臥突然起身時出現眼前發黑，並伴有心悸、面色蒼白等。

✤荔枝紅棗湯

荔枝乾、紅棗各7顆。將荔枝乾與紅棗水煎2次，混合藥液，分2次服用，每日1劑。荔枝具有通神益智、填精充液、避臭止痛等多種功能。本方可補虛理氣，適用於低血壓患者。

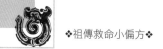

❖制附片枸杞湯

制附片（先煎）、熟地黃、山萸肉各10克，肉桂、淫羊藿、枸杞各9克，補骨脂12克，黃精4克。水煎服，每日1劑。本方溫腎填精，適用於腎精虧損所致的低血壓，也適用於頭暈耳鳴、健忘、神疲嗜睡、怯寒、手足不溫、夜多小便。

❖人參枳殼煎劑

人參10克，枳殼5克。將以上藥材用水煎2次，混合藥液，早晚服用，每日1劑。人參能夠補氣升陽、健脾理氣，適用於低血壓頭暈、腹脹納差。

❖龍眼粥

龍眼肉30克，米50～100克，紅糖適量。將米與龍眼肉同煮成粥；待粥熟，調入紅糖。空腹食，每日2次。龍眼可補益心脾、養血安神，適用於低血壓、氣血不足、身體瘦弱、失眠多夢。

❖推摩脊柱法

俯臥位，按摩者用手掌在被按摩者背部沿脊柱從下往上進行推摩，反覆3次。拇指和食指、中指相對用力，提捏被按摩者的脊柱兩旁，從腰向上，反覆10次。經常按摩可以治療低血壓所導致的頭暈。

十六、心律失常

心律失常指心律起源部位、心搏頻率與節律以及衝動傳導等任何一項出現異常。正常心律起源於寶房結，頻率為60～100次/分（成人），比較規律。寶房結衝動經傳導系統依次傳至心房和心室，傳導時間恒定（成人0.12～1.21秒）；衝動經束支及其分支以及浦肯野纖維到達心室肌的傳導時間也是恒定的（小於0.10秒）。

❖蛋黃油

熟雞蛋3顆。將煮熟的雞蛋剝去殼，取蛋黃放入鍋內，以小火煎熬出蛋黃油即可。分2次服用，每次1小匙，連續服用。本方有滋陰潤燥、養血的功效，適用於心律不整。

❖黨參桂枝甘草湯

黨參30克，桂枝20克，炙甘草10克。所有藥材水煎2次，混合藥液，分2次服用，每日1劑。黨參味甘、性平，質潤氣和，具有健脾補肺、益氣養血生津的功效。本方可溫通心脈，適用於寶性心動過緩。

❖延胡索散劑

延胡索100克。研粉，每次服5克，每日2次。延胡索性溫，味辛、苦，既入血分，又入氣分。《本草綱目》說：「延胡索能行血中氣滯，氣中血滯，故專治一身上下諸痛，用之中的，妙不

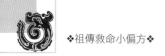

可言。」本方可活血行氣，適用於各種心律失常。

❖靈芝研末

靈芝1個。靈芝晒乾研末，沖水服用，每次1～3克，每日2次。靈芝可益精氣、強筋骨，適用於冠心病伴有心律失常者。

❖西洋參黃耆飲

西洋參10克，黃耆15克，甘草3克。所有藥材泡服，代茶飲，每日1服。本方具有補氣養陰的功效，適用於心律失常氣陰雙虧者。

❖二參散

人參、丹參、柏子仁各等份。以上藥材共研細末，備用。每次服6克，分2次服用，開水沖服，可補益心氣、活血安神。適用於心悸（氣血虧虛型）。

或取茯神15克，酸棗仁10克，朱砂2克，豬心2個。用砂鍋燉熟，食豬心、喝湯，每日1劑。

❖五參耆附湯

黃耆20克，黃連、苦參、玄參各15克，丹參30克，黨參25克，附子、南沙參各10克。水煎服。須煎90～120分鐘，每日1劑，日服3次。10天為1個療程，可益心氣、溫心陽、養心陰、活心血、瀉心火。適用於心律失常。

✤按揉內關穴

每天按揉2次，每次按揉2分鐘。用指尖有節奏地進行按壓，按摩以產生酸、麻、脹的感覺為最好。內關穴對心律失常有著很好的調節作用，平時既可以邊走邊按揉，也可以在工作之餘進行按摩。

✤十指功

用一隻手的食指、中指緊夾另外一隻手的小指兩側，由手指根部向指部拉、拔，感到指尖有溫熱、脹、麻的感覺。再依次從無名指到拇指，各做1次，兩手交替進行。心臟不好的人，建議最好能固定早晚各做1次，每次持續約5分鐘。長期持續做十指功可以擴張冠狀動脈，增加心肌供氧量，調節心肌代謝及心臟功能，緩解冠狀動脈痙攣，增加冠狀動脈血流量，從而可改善心肌供血，對心血管病具有一定的輔助治療作用。

十七、冠心病

冠心病是一種最常見的心臟病，是指因冠狀動脈狹窄、供血不足而引起的心肌功能障礙和器質性病變，故又稱缺血性心臟病。

症狀表現為在胸腔中央發生一種壓迫性的疼痛，並可遷延至頸、頜、手臂、後背及胃部。其他的發作症狀有眩暈、氣促、出汗、噁心及昏厥。嚴重患者可能因為心力衰竭而死亡。

❖三七紅棗鯽魚湯

三七10克，紅棗15顆，去內臟的鯽魚1條（約250克），陳皮5克。將所有材料加清水1000CC，共燉2小時，加鹽適量調味。三七可活血化瘀止痛，防治冠心病。

❖紅參三七粉

紅參粉、三七粉各一份。將兩種藥粉拌勻，每次服1克，每日2次，用溫開水送服。紅參可補血、化瘀、止痛，治療冠心病、心悸、氣短、自汗、失眠多夢、腰腿酸軟。本方適用於冠心病伴氣陰兩虛者。

❖海帶決明子煎劑

海帶10克，決明子15克，新鮮生藕20克。所有材料用水煎約1小時，調味飲湯，食用海帶、蓮藕。決明子味苦、性微寒，有清肝明目的功效，適用於冠心病、肝熱目赤、肝腎陰虛等症，還

有潤腸通便的作用。

❖益母草雞蛋湯

　　益母草30克，雞蛋2顆，紅糖適量。將益母草與雞蛋放入適量水中同煮，蛋熟後剝去蛋殼，加入紅糖，再煮片刻，吃蛋喝湯。本方可活血調經、利尿消腫，適用於血瘀型冠心病。

❖丹參降香茶飲

　　丹參15克，降香3克。將丹參、降香用開水沖泡，代茶飲，至味淡為止，每日1～2次。丹參可活血止痛、涼血清心。本方適用於冠心病瘀血阻滯，症見胸悶、胸痛。

❖點揉足三里穴法

　　足三里是強壯全身的要穴，也是最常用的保健穴之一，位於小腿前外側，膝眼下3寸，距脛骨前緣1橫指。點揉足三里特別適合中老年冠心病患者。每次左右各點揉1分鐘。

❖點揉內關穴法

　　內關穴是八脈交會穴之一，是全身對心臟調節作用最強的穴位之一。

　　用一隻手的拇指，置於另一隻手的內關穴上，稍向下點壓用力，保持壓力不變，繼之旋轉揉動，產生酸脹感為度。兩手交替點揉對側。每天不限時段、場地，均可操作。點揉內關穴能夠有效提高心肌無氧代謝的能力，令心肌在缺血缺氧的環境中仍能正

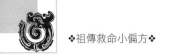

常工作。點揉兩側的內關穴各1分鐘,能強心,調節心律,緩解胸悶、憋氣等不適症狀。

❖點揉神門穴法

神門穴是全身安神養心最好的穴位之一,位於腕部,腕掌側橫紋尺側端,尺側腕屈肌腱的橈側凹陷處。點揉神門時,因皮下組織結構較內關更緻密,因此可以稍加點壓的力量。點揉此穴能夠鬆弛白天過度緊張焦慮的中樞神經以擴張冠狀動脈,增加冠狀動脈血液流量,還有益氣血、安神補心的功能。點揉每側各1分鐘,最適合晚間睡前操作。

❖分擦上胸部法

兩手掌放鬆伸開,分別置於同側上胸部,由上向兩側腋窩部斜行分擦,即雙側乳頭至兩側鎖骨下緣之間這一扇形區域。手掌要緊貼皮膚,力量和緩、均勻,分擦20次為佳。擦完後感覺上胸部皮膚微微發熱即達到治療目的。有調節心律,對心房顫動等心律失常有明顯的改善作用,同時可擴張冠狀動脈,增加心肌供血。

十八、肺心病

慢性肺源性心臟病最常見者為慢性缺氧缺血性肺源性心臟病，簡稱肺心病，是指由肺部胸廓或肺動脈的慢性病變引起的肺循環阻力增高，致肺動脈高壓和右心室肥大可致衰竭的一類心臟病。本病除有長期咳嗽、咳痰或哮喘等原有肺胸疾病的各種症狀以外，還會逐步出現乏力、呼吸困難和體力下降等症狀，並伴隨有心前區疼痛和不同程度的紫紺缺氧現象。在氣候寒冷的地區及抽菸的人群患病率較高。

❖蛤蚧紅參丸

蛤蚧、紅參等量。將蛤蚧連尾塗以蜜酒，烤脆研細末，紅參研末；兩者混合均勻，煉蜜為丸，如黃豆粒大。每日2～3次，每次3克。紅參是人參的熟製品，可補虛，適用於肺心病乏力體虛者。

❖玉竹煎水

玉竹25克。玉竹水煎2次，早晚服用，每日1劑。適用於風濕性心臟病、冠心病或肺心病引起的心力衰竭者。

❖指壓少商穴法

經常指壓位於拇指指甲下方的少商穴，然後再仔細地按摩拇指的第一節，便可暢通肺經循環，進而能夠使呼吸器官活躍。

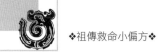

十九、心悸

心悸即指自覺心中悸動，甚至不能自主。發病時，自覺心跳快而強，並伴有心前區不適，屬中醫學「驚悸」的範疇，其重症為怔忡。多因氣血虛弱、痰飲內停、氣滯血瘀等所致。本病症可見於多種疾病過程中，多與失眠、健忘、眩暈、耳鳴等並存。凡各種原因引起的心臟搏動頻率、節律發生異常，均可導致心悸。

❖蓮子桃仁湯

蓮子20顆，龍眼肉10顆，桃仁30顆（桃仁有毒，不可過量）、酸棗仁12克。將所有藥材與糖水同煮。酸棗仁味甘、酸，性平，具有補肝、寧心、斂汗、生津的功效。本方用於治療虛煩不眠、驚悸多夢、體虛多汗，適用於心臟病患者伴有心悸怔忡、神志不安、煩躁、無端憂慮或緊張等。

❖菖蒲茶

石菖蒲1.5克，酸梅、紅棗各2顆，去核取肉。白砂糖適量。先將石菖蒲切片，放茶杯內，再把紅棗肉、酸梅肉、白砂糖一起煮沸，然後傾入茶杯，蓋上杯蓋，15分鐘後服用。常飲用本方可安神定志，適用於驚恐心悸、失眠健忘、不思飲食。

❖三參飲

丹參30克，黨參15克，苦參10克。將三味藥水煎2次，混合

藥液，早晚服用，每日1劑。丹參是常用中藥，最早記載於《神農本草經》，有活血祛瘀、安神寧心的作用。本方可補氣養血、燥濕，適用於心悸心慌者。

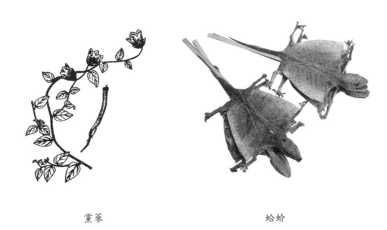

黨參　　　　　　　　　　　蛤蚧

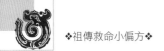

二十、風濕性心臟病

風濕性心臟病是指由於風濕熱活動，累及心臟瓣膜而造成的心臟病變。表現為二尖瓣、三尖瓣、主動脈瓣中有一個或幾個瓣膜狹窄或關閉不全。本病多發於冬春季節，寒冷、潮濕和擁擠環境下，初發年齡多在5～15歲，初發後3～5年內可能復發。

✤桑椹膏

乾桑椹200克，白砂糖500克。將白砂糖放入砂鍋內，加適量水用小火煎熬至較稠時，加入乾桑椹碎末，攪勻，再繼續熬至用鏟挑起即成絲狀而不黏手時停火，將其倒在表面塗過食用油的大搪瓷盆中，待稍冷，分割成小塊即可。本方具有補血滋陰、生津止渴、潤腸燥等功效，可輔助治療風濕性心臟病肝腎陰虛者。

✤梅花粥

梅花5～10克，米50～100克，白砂糖適量。米入鍋中，加水煮粥，待粥半熟時，加入梅花、白砂糖同煮即可。早餐服用，每日1次，連服7天。本方可輔助治療風濕性心臟病肝氣鬱滯者。

✤三根二草湯

臭梧桐根、萬年青根、土牛膝、豨薟草各30克，徐長卿、茶樹根各15克，燈芯草6克。水煎服。每日1劑，日服2～3次。本方可清熱解毒、祛風除濕、強心止痛，適用於風濕性心臟病。

二十一、肝炎

肝炎是肝臟的炎症。引發肝炎的原因不同，最常見的是由病毒造成的，由病毒造成的肝炎按照其病毒系列不同分為A、B、C、D、E和F共六種類型病毒性肝炎；此外還有因自身免疫因素造成的。肝炎的早期症狀及表現有食慾減退、消化功能差、進食後腹脹、沒有饑餓感，厭吃油膩食物（如果進食便會引起噁心、嘔吐），活動後易感疲倦。

✤靈芝甘草湯

靈芝30克，甘草50克。靈芝洗淨後，和甘草一起放入1000CC的水中，大火煮沸後，以小火煮40分鐘，濾渣取汁，即可飲用，每日1次。靈芝能促進肝細胞修復，且能提高機體的抗病能力，適用於慢性遷延性肝炎。

✤山藥枸杞甲魚湯

山藥、枸杞各50克，女貞子、熟地黃各15克，陳皮10克，甲魚1隻。將甲魚去頭雜，切塊，洗淨，與諸藥加水同燉至甲魚熟後，加低鈉鹽、雞精粉調服。佐餐服食。本品可補脾養胃、生津益肺、清熱散結，適用於肝硬化、肝炎脅痛、口乾、味覺減退、眼目乾澀、手腳心熱患者。

✤五味子紅棗水

五味子9克，紅棗10顆（去核），冰糖適量。五味子、紅棗

洗淨，和冰糖一同加入沸水鍋中煎煮，去渣飲用。服本方待穀丙轉氨酶恢復正常後，仍宜繼續服用2～4週，若見正常就立即停服，常會出現反彈現象。五味子可利膽，降低穀丙轉氨酶含量，能促進肝糖原異生，加快肝糖原分解，對肝細胞有保護作用。本方適用於無黃疸型肝炎，穀丙轉氨酶升高，胸脅隱痛，食欲減退。

❖栀子仁粥

栀子仁10克，米50～100克。將栀子仁碾成細末；米煮稀粥，待粥將成時，調入栀子末稍煮即可。每日2次，2～3天為1個療程。栀子仁可清熱瀉火、清利濕熱，適用於黃疸性肝炎、膽囊炎以及目赤腫痛、急性結膜炎等。本方不宜久服多食，大便泄瀉者忌用。

❖蒲公英粥

蒲公英40～60克（鮮品60～90克），米50～100克。取乾蒲公英或鮮蒲公英（帶根）洗淨，切碎，煎取藥汁，去渣，加入米同煮為稀粥。每日2～3次，溫服，3～5天為1個療程。蒲公英可清熱解毒、消腫散結，適用於傳染性肝炎、膽囊炎等。

❖佛手敗醬草

佛手20克，敗醬草30克。將兩味藥材用水煎2次，濾出藥液混合，每日3次，服用時加白糖或葡萄糖。敗醬草能抗病毒，促進肝細胞再生，可清熱疏肝，適用於傳染性肝炎。

二十二、脂肪肝

脂肪肝是指由於各種原因引起的肝細胞內脂肪堆積過多的病變。根據肝細胞內脂滴大小不同，又可分為大泡型脂肪肝和小泡型脂肪肝。脂肪肝正嚴重威脅人類的健康，成為僅次於病毒性肝炎的第二大肝病。一般而言，脂肪肝屬可逆性疾病，早期診斷並及時治療可恢復正常。

❖芹菜黃豆湯

鮮芹菜100克（洗淨切成小段），黃豆20克（用水泡發）。鍋內加水適量煮黃豆，黃豆煮熟後再加入芹菜段煮片刻，出鍋調味，即可食用。每日1次，連服3個月。芹菜性涼，味甘、苦，能平肝火、清血熱、補肝益腎，適用於脂肪肝。

❖紅薯湯

玉竹3克，炙甘草2克，龍眼肉5克，紅薯50克。紅薯不要去皮，洗淨，切塊，用500CC的水加其他藥材一起煮沸後，再用小火燉煮20分鐘。經常食用此湯，可緩解脂肪肝引起的不適症狀。

❖山楂香菇粥

山楂15克，香菇10克，米50克，白砂糖適量。將山楂、香菇加溫水浸泡，水煎去渣，取濃汁，再加水與米煮成粥即可。食用時加白砂糖，早晚2次，溫熱服食。山楂可健脾消食、活血化瘀、降脂，適用於血瘀型脂肪肝、脅肋脹痛或刺痛。

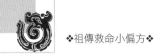

❖丹紅黃豆汁

丹參100克,紅花50克,黃豆1000克,蜂蜜、黃酒、冰糖各適量。將丹參、紅花冷水浸泡1小時,水煎2次,加蜂蜜濾出藥汁合併,備用;黃豆浸泡1小時後,入鍋加水再加黃酒適量,煮熟,濾出汁。與藥汁混合,加入冰糖上鍋蒸2小時,冷卻裝瓶。每日2次,每次15CC,飯後服用。丹參可活血化瘀、疏肝健脾。本方適用於瘀血阻絡型脂肪肝、脅肋脹痛或刺痛、皮膚瘀斑者。

❖單側鼻孔呼吸法

把嘴巴閉上,用食指關節把一邊的鼻孔堵住,用另一邊鼻孔吸氣,吸滿後再由同一鼻孔呼氣。之後,再換另一邊鼻孔進行。

單側鼻孔呼吸可改善肝病。

❖造血運動法

將雙手手掌平放於肚臍上方,手腕平直,進行上、下、左、右輕推,推至腋窩的時候再用力,這樣掌心很快就會感覺到溫熱。

值得注意的是,在整個運動的過程中,手腕必須保持平直。這個動作能加速血液循環,促進脂肪代謝,有利於脂肪肝的治療。

二十三、腎炎

腎炎，顧名思義就是腎臟發生了炎症反應。腎炎的種類很多，根據最初發病原因可分為原發性腎小球腎炎與繼發性腎小球腎炎。按照時間來劃分，則分為急性腎炎與慢性腎炎。急性腎炎、慢性腎炎、腎病綜合症等是原發性腎炎；紫癜性腎炎、狼瘡性腎炎、糖尿病腎病、高血壓腎病等稱為繼發性腎炎。

✤芹菜炒蝦仁

芹菜150克，蝦仁60克，低鈉鹽2克，植物油10CC。將芹菜去葉、根，洗淨拍扁，切小段；蝦仁洗淨；熱油，先下蝦仁炒至半熟鏟起，再炒芹菜至半熟，放蝦仁同炒，下鹽調味，炒熟即可。

✤車前葉粥

鮮車前葉30～60克，蔥白1根，米50～100克。將車前葉洗淨，切碎，同蔥白煎煮，去渣取汁，兌水加米煮粥。每日2～3次。7天為1個療程。本方可清熱利尿、祛痰，適用於急性腎炎、小便不利、尿血、水腫等症。患有遺精、遺尿的患者不宜食用。

✤綠豆冬瓜湯

冬瓜塊500克，綠豆適量。綠豆洗淨，與冬瓜塊一起放入砂鍋裡，加清水適量，用小火煮2小時，用白砂糖調味服用。冬瓜可利小便、消水腫、解熱毒。冬瓜含鈉量較低，是腎病病人的理

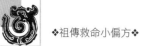

想食品。適用於早期急性腎炎。

❖茯苓皮白朮水泡腳法

　　將茯苓皮、大腹皮、白朮、懷山藥各30克洗淨，一同放入鍋中，加清水適量，煎煮30分鐘，去渣取汁，與2000CC沸水一起倒入盆中，先薰蒸，待溫度適宜時泡洗雙腳，每日1次，每次薰泡40分鐘，30天為1個療程，適用於慢性腎炎。

❖益母草黃耆水泡腳法

　　取益母草30克，黃耆、當歸各20克，黨參15克，川芎、紅花各12克洗淨後，放入鍋中，加清水適量，浸泡20分鐘，煎煮沸，取藥液與1500CC沸水同入腳盆中，趁熱薰蒸，待溫度適宜時泡洗雙腳，每日2次，每次40分鐘。本方補虛固本、活血化瘀、解毒祛邪，適用於慢性腎炎。

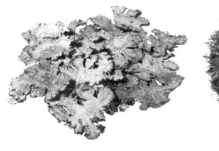

川芎

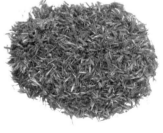

紅花

二十四、腎病綜合症

腎病綜合症是指由多種病因引起的，以腎小球基膜通透性增加和腎小球濾過率降低等腎小球病變為主的一組綜合症。腎病綜合症不是一種獨立性疾病，而是腎小球疾病中的一組症候群。腎病綜合症的典型表現為大量蛋白尿、高度水腫、高血脂症。腎病綜合症在中醫學中多屬「水腫」、「虛癆」、「腰痛」等範疇。

❖蒜頭花生湯

花生仁150克，大蒜100克。大蒜去皮與花生仁一起放入砂鍋內，加清水適量，大火煮沸，再改用小火燉至花生仁熟軟，調味食用。大蒜可健脾、祛濕、退腫解毒，適用於腎病水腫、脾虛濕盛者，四肢酸困、下肢水腫、小便不利等。

❖五味杜仲燉羊腎湯

羊腎2個，杜仲15克，五味子6克。羊腎切開，去脂膜，切片；杜仲、五味子分別洗淨。將以上材料一起放入燉盅內，加沸水適量，用小火隔水燉1小時，調味食用。杜仲具有補肝腎、強筋骨、安胎氣的作用。本方能溫腎澀精、強筋健骨，適用於肝腎虛寒的腎病綜合症（腰脊冷痛、足膝無力、小便頻數、時有頭暈耳鳴等症狀）。

❖按摩腰部法

　　兩手掌搓至手心發熱時，分別放到腰部兩側，掌心向皮膚，上下按摩腰部，直到有熱感為止。早晚各做1次。此法通經活絡、補腎壯腰。

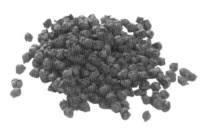
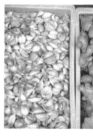
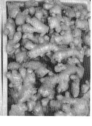

五味子　　　　　　　　　　　　大蒜、薑

二十五、膀胱炎

膀胱炎可分為特異性細菌感染和非特異性細菌感染。非特異性膀胱炎由大腸桿菌、變形桿菌、綠膿桿菌、糞鏈球菌和金黃色葡萄球菌所致。其臨床表現有急性和慢性兩種。急性膀胱炎發病突然，排尿時有燒灼感，並在尿道區有疼痛感，有時有尿急和嚴重的尿頻現象。上述症狀白天、晚間均可發生，女性常見血尿，時有血尿塊排出。患者感到體弱無力以及腰背痛。

✤玉米粥

玉米粒50克加適量水煮成粥後，加適量低鈉鹽即可。空腹食用。本方可健脾利濕、利尿，適用於膀胱炎。

✤乾柿黑芝麻湯

乾柿子5～6個，加4克黑芝麻，再加水300～400CC，煎至150～200CC，1日分3次飲用。適用於膀胱炎。

✤玉米鬚飲

玉米鬚60克。玉米鬚洗淨，用沸水沖沏，代茶飲。玉米有利濕清腎的作用。本方對慢性膀胱炎、腎炎、膽囊炎、糖尿病、高血壓、肥胖等疾病均有較好的治療效果。

❖金銀花蒲公英煎劑

金銀花、蒲公英各10克。兩味藥材洗淨後，放入鍋中，加水煎煮2次，藥液混合，早晚服用，每日1劑。本方適用於膀胱炎。

❖楊桃飲

鮮楊桃5個，蜂蜜適量。將楊桃洗淨切成塊，加水煎煮10分鐘，放溫後沖入蜂蜜適量飲用。楊桃能清熱、解毒、利尿，適用於膀胱結石及膀胱炎。

❖車前草豬膀胱湯

鮮車前草60～100克（乾品用20～30克），豬膀胱200克。上述材料同煮湯，加適量低鈉鹽調味食用。適用於膀胱炎、尿道炎、婦女濕熱白帶或黃帶等症。

❖喝醋

米醋50CC，每天喝兌過涼開水的醋150CC。適用於膀胱結石。

❖提肛運動

將肛門使勁向上提縮，似憋大便狀。此動作可拉動括約肌及小腹肌肉，從而緩解膀胱炎症。

二十六、尿失禁

尿失禁是由於膀胱括約肌損傷或神經功能障礙而喪失排尿自控能力，尿液不自主地流出的病症。尿失禁按照症狀可分為充溢性尿失禁、無阻力性尿失禁、反射性尿失禁、急迫性尿失禁及壓力性尿失禁五類。此病除了令人身體不適外，還會嚴重影響患者的生活品質和心理健康，被稱為「不致命的社交癌」。

❖益智仁烏藥丸

益智仁、烏藥各一份。兩味藥共研細末，酒適量，煮沸調入山藥末製丸，如梧桐子大，每次服50粒，每日2次。本方可溫腎祛寒，適用於身體虛冷、小便頻數及遺尿。

❖菟絲子茯苓蓮子丸

菟絲子150克，白茯苓90克，石蓮子（去殼）60克。所有藥材研末，米酒適量，同藥末調糊為丸，如梧桐子大，每次服30粒，飯前用鹽水送服。菟絲子性溫、味甘，可滋補肝腎、固精縮尿、止瀉。本方適用於陽痿遺精、尿有餘瀝、遺尿、尿頻、腰膝酸軟者。

❖益智仁丸

巴戟天（酒浸泡煮熟，晒乾）、益智仁（酒浸泡煮透，晒乾）、桑螵蛸、菟絲子各一份。所有藥材共研末，久煮成糊狀，製為丸，如梧桐子大，每次服20丸，飯前用鹽水送服。巴戟天味

辛、甘,性溫。本方適用於腎虛陽痿、女子宮冷不孕、小便頻數、腎虛等。

❖鹽炒補骨脂小茴香丸

鹽炒補骨脂、鹽炒小茴香各一份。兩種藥材分別研細末,混合,用酒調糊為丸,如梧桐子大,每次服30～50粒。飯前溫酒或鹽水送服。補骨脂味辛、性苦,可溫腎助陽、納氣、止瀉,適用於腎虛作喘、腰膝冷痛、五更泄瀉、尿失禁、小便頻數。

❖活動腳掌緩解尿失禁

坐在椅子上,雙腳併攏、離地,以腳跟為軸心使腳掌反覆由上向下壓。由起始動作往下壓時,腳尖要撐到最大限度,以此拉動腳踝關節,刺激足三里穴,從而緩解尿失禁。

❖凱格爾運動法

收縮骨盆處肌肉1～3秒鐘,然後放鬆。如此重複10次,每天做3～5次,可有效緩解尿失禁症狀。

可以在平躺、站立、步行等各種動作時進行,從而成為身體的一種生理反射,病人會發現下次再咳嗽或大笑之前,就會自動提肛收縮,尿液也就不會流出。

二十七、糖尿病

糖尿病是由遺傳因素、免疫功能紊亂、微生物感染及其毒素、自由基侵害、精神因素等各種致病因子作用於機體，導致胰島功能減退、胰島素排斥等而引發的糖類、蛋白質、脂肪、水和電解質等一系列代謝紊亂綜合症，臨床上以高血糖為主要特點，典型病例可出現多尿、多飲、多食、體重減少等表現，即「三多一少」症狀。

❖白扁豆天花粉丸

白扁豆、天花粉各100克，蜂蜜適量。將白扁豆浸泡去皮，晒乾研末，天花粉研末，兩種藥末混合加入蜂蜜攪拌為丸，如梧桐子大，每次20～30丸，以天花粉15克煎汁送服。白扁豆能補氣健脾化濕，藥性溫和，補而不滯，可消熱健脾止咳，適用於糖尿病口渴。

❖葛根粉粥

葛根粉30克，米60克。米入鍋中，加2碗水煮粥，粥將成時加葛根粉，調勻成糊，分2餐食用。適用於糖尿病口渴。

❖玉竹粥

玉竹15～20克（鮮品用30～60克），米100克，冰糖適量。玉竹煎湯去渣，入米，加水適量煮為稀粥，粥成後放入冰糖。每日2次，7天為1個療程。

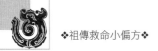

玉竹可滋陰潤肺、生津止渴，適用於口乾舌燥、陰虛、低熱不退的糖尿病患者。

❖生地黃粥

鮮生地黃、米各50克。生地黃洗淨，搗爛，用紗布擠汁；米加水500CC，煮成稠粥後，將生地黃汁加入，小火再煮沸，即可食用，每日1次。生地黃可清熱涼血，養陰生津。本方可緩解陰虛熱盛型糖尿病引起的煩渴多飲、多食易饑、大便乾結等症。

❖山藥粥

山藥50克，米60克。米、山藥一同加水煮粥，早晚餐食用。山藥可潤肺健脾、益氣固精，適用於氣陰兩虛型糖尿病引起的神疲乏力、口乾咽乾、泄瀉或心悸自汗、眩暈耳鳴等症。

❖地骨皮粥

地骨皮30克，桑白皮15克，麥門冬20克，麵粉100克。先煎前三味藥，去渣取汁，再與麵粉共煮為稀糊。渴即食之，不拘時。地骨皮可清肺、生津止渴。本方適用於糖尿病多飲，肺病伴熱咳嗽、身體消瘦等，療效很好。

❖枸杞粥

枸杞15～30克，米50克，白糖適量。將枸杞、米入砂鍋內，加水500CC，用小火煮至粥稠時，停火悶5分鐘即可，每日早晚服用。枸杞具有滋補肝腎、益精明目作用，適用於糖尿病肝腎陰虛

者，症見頭暈目眩、視力減退、腰膝酸軟。

❖黃耆黨參水泡腳法

　　將黃耆45克，黨參、蒼朮、山藥、玄參、麥門冬、五味子、生地黃、熟地黃、牡蠣各15克，洗淨，一同放入鍋中，加清水2000CC，煎至水剩1500CC時，濾出藥液，倒入腳盆中，先熏蒸，待溫度適宜時浸泡雙腳，每晚臨睡前1次，每次40分鐘，20天為1個療程。適用於氣陰兩虛型糖尿病，療效非常好。

❖皂角刺伸筋草水泡腳法

　　將皂角刺、伸筋草各30克在清水中洗淨，一同放入鍋中，加清水適量，以大火煮沸後，轉小火煎煮30分鐘，去渣取汁，與2000CC沸水一起倒入盆中。先熏蒸雙腳，待溫度適宜時泡洗雙腳，直至渾身發熱。每日2次，每次熏泡40分鐘，14天為1個療程。本方可清熱解毒、燥濕止痛，適用於糖尿病。

❖桂枝丹參水泡腳法

　　將桂枝、制附片、忍冬藤、丹參各50克，生黃耆60克，乳香、沒藥各20克，洗淨，一同放入鍋中，加清水適量，煎煮30分鐘，去渣取汁，與2000CC沸水一起倒入盆中，先熏蒸，待溫度適宜時泡洗雙腳，每日1次，每次熏泡40分鐘，30天為1個療程。本方可溫陽通絡、活血化瘀、發表散寒，適用於糖尿病。

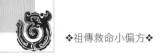

二十八、血管硬化

血液中沉積了過量的蛋白質、脂肪、糖類等有機物，因無法被有效地利用而滯留在人體內。這些有機物的黏性係數增大，且呈酸性，就會導致血液酸性化，血流速度減慢或血流不暢，進一步導致血管硬化、內壁炎症等，從而引起一系列症狀。血管硬化可致高血壓，嚴重可致冠心病、腦血栓和腦血管破裂。血管硬化的過程通常是在青少年時期開始發生，至中老年時期加重、發病。男性較女性多，近年來本病逐漸增多，成為老年人死亡的主要原因之一。

❖絞股藍

絞股藍10～20克，水煎服。每日1次。或用新鮮絞股藍洗淨煮熟，當菜拌麵吃，可清熱益氣。絞股藍具有增加冠狀動脈血流量、抗心肌缺血、增加腦血流量、抑制血栓形成的作用，老年人常吃絞股藍對身體非常有益，可緩解動脈硬化引起的四肢麻木、頭暈等。

❖雙耳湯

黑木耳、銀耳各10克，冰糖5克。黑木耳、銀耳用溫水泡發，放入小碗，加水、冰糖適量，置蒸鍋中蒸1小時。飲湯吃雙耳。黑木耳能阻止血液中的膽固醇在血管壁上的沉積和凝結，從而產生軟化血管的作用。本方適用於血管硬化、高血壓、冠心病。

二十九、貧血

貧血是血液中單位容積內紅細胞數和血紅蛋白含量低於正常。正常成人血紅蛋白量男性為12～16克／升，女性為11～15克／升；紅細胞數男性為（4～5.5）×1012／升，女性為（3.5～5.0）×1012／升。凡低於以上指標的即是貧血。貧血者的臨床表現為面色蒼白，伴有頭暈、乏力、心悸、氣急等症狀。

❖蒸紅棗黑木耳湯

黑木耳15克，紅棗15顆，冰糖10克。將黑木耳、紅棗用溫水泡發並洗淨，放入小碗中，加水和冰糖；將碗放置鍋中蒸約1小時。一次或分次食用。紅棗能夠補中益氣、養胃健脾、養血壯神。與滋補強身的黑木耳搭配食用，其補益、滋養、活血、美容的作用增強。本方適用於貧血、面色蒼白、口唇蒼白、失眠。

❖紫蘇酒

紫蘇葉適量，35度的米酒適量（約為紫蘇葉5倍的量）。紫蘇葉洗淨後，去除水分，切成大片，放至背陰處晾半天，直至葉子八分乾，然後將紫蘇葉裝入紗布袋，放入帶蓋的寬口徑瓶子裡，再倒入米酒，蓋上蓋子。將其在陰涼處放置2個月左右，直至紫蘇變色，最後把葉子撈出即可。分2次服用，每次20CC。紫蘇葉中所含的維生素C、鉀、鐵等成分皆能有效預防貧血。

❖菠菜雞蛋湯

　　菠菜60克，羊肝100克，雞蛋2顆，薑絲、低鈉鹽各適量。將菠菜洗淨切段，水煮，放入羊肝、薑絲、低鈉鹽，加入雞蛋煮熟。分2次服用。菠菜具有補虛損、理氣血的功效，可經常食用。適用於貧血、面色無華、心煩失眠。

❖豬肝湯

　　豬肝300克，新鮮的枸杞葉200克，鹽水適量。將豬肝沖洗乾淨，浸泡在鹽水中，然後切成薄片；將豬肝、枸杞葉和水一起放入鍋中，煮熟即可食用。食用時可按照個人口味稍加調味料。動物的肝臟（尤為豬肝）不僅含鐵量豐富，極易被人體吸收，還含有維生素B12，有益於增強造血的功能。

❖黃耆雞粥

　　母雞1隻（重1000～1500克），黃耆15克，米100克。將母雞煮熟，取雞湯，將黃耆煎煮去藥渣，雞湯與黃耆汁混合後加入米煮粥。早晚趁熱服食。黃耆可益氣血、填精髓、補氣升陽、固表止汗，適用於久病體虛、氣血雙虧、營養不良的貧血患者。感冒發熱、外邪未盡者忌服。

❖番茄優酪乳

　　番茄1顆，優酪乳1/2杯，檸檬汁適量。用沸水把番茄燙10秒鐘，然後用涼水將番茄沖一下，去皮、切成塊；把番茄塊和優酪

乳、檸檬汁一起放入攪拌器中攪拌後即可食用。亦可按照個人口味加入蜂蜜。番茄中的維生素C和優酪乳中的蛋白質都能提高人體對鐵的吸收。

✿豬血鯽魚粥

生豬血約500克，鯽魚、白米各100克，白胡椒適量。將生豬血切方丁，鯽魚去鱗及內臟，洗淨切段，白米淘洗乾淨，加入白胡椒共同煮粥。常食此粥可治貧血和頭痛，注意煮粥時不要放鹽。

✿冰糖銀耳茶

取如核桃大小的1塊銀耳放入茶杯中，加半杯冷水，再加核桃大小的冰糖1塊，待銀耳泡開後，蒸半小時，每天中午或晚上飯前吃，每日1次，持續一週即可見效。

✿常食芹菜葉

芹菜葉所含的蛋白質比芹菜稈高45%，脂肪含量高1.7倍，胡蘿蔔素高28倍，維生素B1高4倍，維生素C高5倍，尼克酸高3倍。所以常食芹菜葉可用來治療缺鐵性貧血。同時，芹菜葉也是補鈣的佳品。

✿按揉期門穴法

按摩者將食指、中指、無名指併攏，用三指的指腹按揉被按摩者期門穴及其周圍10分鐘，再用中指指腹按揉腕骨處3分鐘，

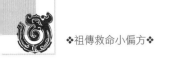

力度適中。按揉前，被按摩者取仰臥位，先定第4肋間隙的乳中穴，並於其直下二肋（第6肋間）處取穴。婦女則應以鎖骨中線的第6肋間隙處取穴。

❖按摩血海和足三里法

將一手食指與中指重疊，中指指腹放在同側足三里穴上，適當用力按揉3分鐘。兩腿交替進行，按摩足三里可補脾健胃、調和氣血。

掌揉血海穴，將雙手掌心分別放在同側血海穴上，適當揉按1分鐘。兩腿交替進行按揉。

血海穴的尋找：應採用仰臥或正坐的姿勢，血海穴位於大腿內側，膝蓋骨內側的上角往上約3指寬筋肉的溝，一按就感覺到痛的地方。按摩血海穴可活血化瘀。

❖預防貧血操

仰臥在床上，身體伸直，放鬆心情，雙手撫臉龐，保持呼吸平穩。右腿伸直，左腿向前屈，用左腳的腳後跟敲打位於膝關節下方的足三里穴。敲打片刻，以腳部感到溫熱為宜，換腳同法施行。

三十、甲狀腺腫大

單純性甲狀腺腫俗稱「粗脖子」、「大脖子」或「瘦脖子」，是以缺碘為主的代償性甲狀腺腫大，發病人群以青年女性為主，青春期、妊娠期、更年期比較容易發病。甲狀腺腫大一般情況下不會伴有甲狀腺功能異常；散發性甲狀腺腫可有多種病因導致相似結果，即機體對甲狀腺激素需求增加，或甲狀腺激素生成障礙，人體處於相對或絕對的甲狀腺激素不足狀態。

✿芝麻拌海帶

黑芝麻100克，水發海帶350克，白糖、醋、雞精粉、橄欖油各適量。芝麻洗淨，放入鍋中用小火微炒，炒至芝麻發香即可出鍋；海帶洗淨，切絲，用大火蒸15分鐘，放入雞精粉、醋、白糖和橄欖油，撒上芝麻，拌勻即可。海帶富含鈣與碘，有助於甲狀腺素合成，與芝麻搭配食用更有營養，對人體更有益。

✿綠豆海帶粥

海帶20克，綠豆50克，米30克，陳皮6克，紅糖60克。將海帶泡軟，洗淨，切絲；砂鍋內加清水，放入米、綠豆、海帶、陳皮，煮至綠豆開花為宜，加入紅糖溶勻服食。不喜甜食的人可酌情加入低鈉鹽調味。本方清涼解毒、消腫軟堅，可除癭瘤，也可緩解青春期甲狀腺功能亢進、缺碘性甲狀腺腫大。

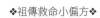

❖紫菜蘿蔔湯

紫菜50克，蘿蔔500克，陳皮6克。所有材料用水煎服，每日1劑，吃蘿蔔和紫菜，喝湯。紫菜含碘量很高，可用於治療因缺碘引起的「甲狀腺腫大」，此外，紫菜有軟堅散結功能，對其他鬱結積塊也有作用。

❖海藻浸酒

海藻500克，米酒1000CC。將海藻浸泡酒中，數日後，飲酒。每日2次，每次15CC。酒飲完後，藥渣晒乾研末，每次服6克，每日3次。酒飲完後如法再浸1劑。3個月為1個療程。海藻味鹹、性寒，具有清熱的功效。本方對治療甲狀腺腫大有較好的療效。

❖紫菜黃藥子浸酒

紫菜50～100克，黃藥子30克，米酒500CC。將黃藥子同紫菜浸泡酒中，10天後飲用，每日2次，每次10CC。黃藥子性平、味苦，有清熱解毒之功效。本方適用於痰濕結聚、頸部腫大、胸悶納呆、噁心、嘔吐等。

❖按揉睛明穴法

用雙手拇指的螺紋面按在睛明穴上，按壓鼻根部分，按照先下後上的順序擠壓，上下擠壓一次為一拍，連續做四個八拍，再按摩眼眶，以及推抹前額和頸椎兩側，每次2分鐘。睛明穴在鼻

橷兩側，距內眼角約0.5公分。

❖按壓合谷穴法

按摩左手時，可用右手握住左手，右手的拇指屈曲垂直按在合谷穴上，做一緊一鬆按壓，一般每2秒1次。

按壓的力度要較強，按壓穴位下面應出現酸、麻、脹的感覺，甚至有躥到食指端和肘部以上的感覺，即以出現「得氣」現象為好。

❖按揉手三里法

左手握空心拳敲擊右手臂的手三里，用力不要過大。共敲擊108下，每敲6下，做一次呼吸，1～3下為吸氣，4～6下為呼氣，依次類推。然後換右手敲擊左臂手三里。手三里穴在左、右手前臂處。將肘彎曲成直角，在肘橫紋盡頭處是曲池穴，曲池穴下面2指寬處就是手三里。

❖下牙床左右移法

端坐，身體和頭部都保持不動，將下牙床向左邊移動。恢復到起始姿態。接著，再將下牙床向右邊移動。

透過此動作可鍛鍊後腦和頸部之間的脊椎、甲狀腺以及腦下垂體，從而緩解甲狀腺功能亢進症。

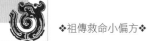

三十一、痛風

痛風又稱「高尿酸血症」，是一種因嘌呤代謝障礙使尿酸累積而引起的疾病，屬於關節炎的一種，又稱代謝性關節炎。人體內有一種叫作嘌呤的物質新陳代謝發生了紊亂，尿酸的合成增加或排出減少，造成高尿酸血症。當尿酸濃度過高時，尿酸即以鈉鹽的形式沉積在關節、軟組織、軟骨和腎臟中，引起組織的異物炎性反應，此即為痛風。

❖車前子茶飲

車前子30克。將車前子用布包，加水500CC，浸泡30分鐘後煮沸，代茶飲，每日1劑。車前子味甘、性微寒，具有清熱利尿、滲濕通淋、明目、祛痰的功效。本方用於水腫脹滿、熱淋澀痛、暑濕泄瀉、目赤腫痛、痰熱咳嗽。用藥期間逐漸停服秋水仙鹼等藥物。

❖蒼朮黃柏湯

蒼朮、黃柏各10克，川牛膝15克，薏仁20克，銀花藤18克，延胡索、當歸尾各8克，蒲公英13克，滑石25克，所有藥材以水煎服。蒼朮可祛風散寒，適用於外感濕毒、關節腫痛、痿軟無力等。

❖薏仁湯

薏仁30克，當歸、獨活、川芎、生薑各5克。所有藥材洗淨

後，將藥泡透，加適量水，然後用大火燒沸，再用小火熬30分鐘，過濾取汁即可。每日1劑，飯前1小時服用。薏仁利尿；當歸解熱、抗炎、補血；獨活有抗關節炎、鎮痛、鎮靜、催眠等作用。本方有鎮痛、解熱、抗感染、改善血液循環、抗關節炎等作用。

❖梔子雞蛋清外敷法

梔子25克，雞蛋清1個，用高粱酒調成糊狀，敷在痛處，外面用紗布包好，每日換1次，一般2～3天即可見效，無任何副作用。敷藥後局部皮膚可能變黑，但無痛癢，不破潰。以上劑量可敷1個痛處，如有多處疼痛部位，可酌情增加劑量。敷藥期間，少吃海鮮、少喝啤酒。

❖按摩膝前方法

從髕骨的上緣起始，分別沿髕骨內側緣或外側緣，以拇指揉法操作，一直到髕骨的下緣。重點按內外膝眼穴。半屈曲膝關節時，髕骨下緣是繩索樣的髕韌帶，韌帶內、外側各有一個凹陷，即膝眼穴。本法能夠產生抗關節炎的作用。

❖放鬆膝關節後方法

以拿、掌揉等大面積放鬆手法，放鬆膝關節後方膕窩上下的大腿、小腿肌肉5～10分鐘。本法能夠產生抗關節炎的作用。

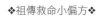 三十二、神經衰弱

神經衰弱涉及中醫學的不寐、心悸、鬱證、虛損、遺精、陽痿等病證，是大腦皮質興奮與抑制平衡失調引起的一種功能性疾病。中醫認為，人的意識、思維、情志等活動皆為心、肝所主，所以神經衰弱離不開心肝功能活動的衰退或亢進，並與脾、腎有關。所以本病之起，多因思慮過度、勞傷心脾，房事不節、腎氣虧損，情志不舒、肝氣鬱滯，肝腎陰虛、虛火上擾，心膽氣虛、神志不寧，臟腑失調。症狀繁多，臨床表現極為複雜，一般常見的有頭痛、頭暈、耳鳴眼花、疲勞氣短、消化不良、失眠多夢、心悸健忘、焦慮不安、精神不振、遺精、陽痿或月經不調以及一些其他症狀。

❖交泰飲

黃連、肉桂各6克，玄參10克。水煎服。每日1劑，日服3次，可滋陰降火、交通心腎。本方適用於心腎不交型神經衰弱。

❖浮小麥紅棗飲

浮小麥30克，紅棗10顆，甘草9克，蜂蜜適量。將上述諸藥一同放入砂鍋中，加適量水煎煮沸後繼續用小火煮10分鐘，濾取煎汁，加入蜂蜜即可飲用。適用於神經衰弱。

❖燈芯交泰湯

黃連、肉桂各6克，燈芯草3克。水煎服。每日1劑，分2次服

用，可清心瀉火、交通心腎。適用於神經衰弱。

✿人參豬腦五味湯

豬腦2個，人參、五味子各6克，麥門冬、枸杞各15克，生薑4片，低鈉鹽適量。把豬腦、人參、麥門冬、五味子、枸杞、生薑分別洗淨，一起放入燉盅內，加沸水500CC，加蓋後用小火隔水燉3小時，然後加入低鈉鹽調味即可。人參有安神健腦之功。本方經常用於失眠症中屬心肺兩虛、腎陰不足所致的頭暈目眩、耳鳴多夢以及記憶力減退等症的輔助治療。

✿鯽魚糯米粥

鯽魚300克，糯米60克。鯽魚處理好，洗淨；糯米淘淨。將糯米加適量水煮粥，待粥將稠時，將鯽魚放入，粥好時，去鯽魚骨，並放入適量的薑末、蔥花和低鈉鹽、雞精粉即可。隔日吃1次，此粥可經常服用。鯽魚具有溫中散寒、補脾開胃的功效，適用於胃寒腹痛、食欲不振、消化不良、虛弱無力等症。

✿加味半夏湯

法半夏12克，秫米（高粱米）、百合各30克，夏枯草、紫蘇葉各10克。水煎服。每日1劑，分2次服用，可引陽入陰、交通陰陽。適用於陰陽失調型神經衰弱。

✿枸菊地萸湯

枸杞、生地黃各12克，牡丹皮6克，菊花、山茱萸、茯神、

麥門冬、酸棗仁各9克，丹參、何首烏、龜甲各15克。水煎服。每日1劑，分2次服用，可滋陰降火、平肝潛陽、寧神定志。適用於陰虛陽亢型神經衰弱。

❖參麥飲

黨參15克，麥門冬12克，五味子10克。以上3味藥材共研為粗末，放入杯中，用沸水沖泡即可，每日1劑，代茶飲用，或水煎服，可益氣、斂陰、安神。適用於神經衰弱。

❖棗仁蓮心湯

酸棗仁10克，蓮子心5克。將以上藥材放入杯中，沸水沖泡，蓋緊杯蓋，10分鐘後即可飲用。每日1劑，代茶飲用，可清心安神。適用於心火亢盛型神經衰弱。

❖桑椹安神湯

桑椹、熟地黃、白芍各15克。水煎服。每日1劑，分2次服用。或研為粗末，放入杯中，沖入沸水，加蓋悶15～20分鐘即可代茶飲用。本方可滋陰安神，適用於神經衰弱。

❖棗樹根湯

酸棗樹根（不去皮）30克，丹參12克，水煎1～2小時。每日1劑，分2次於午休和晚上睡前服用。適用於神經衰弱、頑固性失眠。

❧三子棗仁湯

女貞子、酸棗仁各30克，五味子、枸杞、法半夏、夜交藤、生地黃各15克，琥珀末3克。水煎服，每日1劑，分2次服用，可滋陰清熱、活血安神。適用於神經衰弱。

❧按揉睛明穴法

用拇指與食指指腹按揉睛明穴可以消除疲勞、安定情緒、緩解壓力，對神經衰弱可以產生緩解作用。需要注意的是，睛明穴按摩時手法要輕柔，不宜用力過大。

❧按揉頭維穴法

頭維穴位於頭側部，額角髮際上0.5寸，頭正中線旁4.5寸。取穴時，一般採用正坐或仰靠、仰臥姿勢。用拇指螺紋面按揉頭維穴，可緩解神經衰弱引起的頭痛、失眠等症狀。

❧睡前按揉頭部法

每晚臨睡前半小時先擦熱雙掌，然後將雙掌貼於面頰，兩手中指起於迎香穴，向上推至髮際，經睛明、攢竹等穴，然後兩手分開向兩側至額角而下，食指經耳門穴返回起點，如此反覆按摩30～40次。

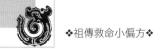

三十三、老年癡呆症

老年癡呆症是一種原發性退行性腦病，是一種持續性高級神經功能活動障礙，即在沒有意識障礙的狀態下，記憶、思維、分析判斷、視覺空間功能、情緒等方面出現的障礙。其特徵性病理變化為大腦皮質萎縮，並伴有 β-澱粉樣蛋白沉積，神經元纖維纏結，大量記憶性神經元數目減少。

❖核桃紅棗粥

核桃仁30克，米200克，紅棗10顆。將以上3味食材洗淨，加適量水，用小火熬煮成粥，約30分鐘即可。核桃有「萬歲子」之稱。核桃仁中所含維生素E，可使細胞免受自由基的氧化損害，抗衰老，預防老年癡呆症。

❖點按百會法

端坐，單手或雙手拇指置於百會穴處點按，一鬆一放反覆操作數次，以頭部有酸脹感為宜。百會穴在頭頂，正中線與兩耳連線的交會處。本法可改善記憶，預防老年癡呆症。

❖點按郄門穴法

用可作為點穴位的工具或食指按壓於另一手臂的郄門穴上，長按3～5分鐘，局部有酸麻微痛感，並向上或向下延伸。郄門穴位於前臂掌側中央，腕橫紋上5寸，曲澤穴與大陵穴連線的中點上1寸處。本法可改善老年人記憶力，預防老年癡呆症。

三十四、痔瘡

人體直腸末端黏膜下和肛管皮膚下靜脈叢發生擴張和屈曲所形成的柔軟靜脈團，稱為痔，又名痔瘡。醫學上所指痔瘡包括內痔、外痔、混合痔，是一種慢性疾病。男女均可發病，女性的發病率為67%，男性的發病率為53.9%（此資料為占各自性別的比重）；任何年齡都可發病，其中20～40歲的人較為多見，並隨著年齡的增長而逐漸加重，故有「十人九痔」之說。

✤苦參雞蛋湯

苦參6克，雞蛋2顆，紅糖60克。先將苦參加水400CC，煎煮約30分鐘，去渣取汁，再將雞蛋、紅糖入湯內同煮，至蛋熟。雞蛋趁熱去殼，連蛋帶湯1次服食。每日1次，4日為1個療程。

苦參呈長圓柱形，下部常有分枝，表面灰棕色或棕黃色。苦參味苦、性寒，可清熱解毒、燥濕止癢，適用於濕熱之痢疾、赤白帶下、皮膚瘙癢、惡瘡、瘰鬁等病症。本方可輔助治療痔瘡。

✤紅豆浸酒

紅豆500克，米酒1000CC。將紅豆與米酒同煮至豆熟，撈出晒乾，再把紅豆放入米酒中，直至酒揮發盡。研末，每次6克，用酒送服，每日3次。

紅豆有較多的膳食纖維，具有良好的潤腸通便、降血壓、降血脂、調節血糖、解毒抗癌、預防結石的作用。本方有解毒利濕、活血消腫之功效，適用於痔瘡出血。

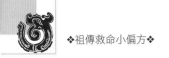

❖槐花地榆蒼朮甘草方

槐花60克，地榆、蒼朮各45克，甘草30克。所有藥材炒黃，共研末，早晚飯前服6克。本方可涼血止血、收斂祛濕，適用於痔瘡出血。

❖茄子末

茄子1個。茄子切片晒乾，燒成炭，研末。每次10克，每日3次，連服10天。茄子末可清熱活血、消腫止痛，適用於內痔。

❖韭菜熏洗法

韭菜500克。將韭菜洗淨，切6公分長段，加水煎煮10分鐘，倒入盆內，用塑膠布蓋上，中間剪5公分直徑的圓孔，坐孔上，令氣熏患處，待水溫時，洗患處數次，每日2次。本方可散瘀解毒，適用於痔瘡。

❖魚腥草內服外洗法

魚腥草90克。加水300CC，煎煮濾出藥液，分3次內服。再加水500CC煎煮後，倒入盆內，用蒸氣熏，再用紗布蘸藥液洗患處，每日洗2次。本法適用於嵌頓性內痔、炎性外痔、肛門瘙癢等。

✤泡臀減痛法

取一盆溫水（水溫不燙手即可），水剛好能浸沒臀部為宜，浸泡10～15分鐘。這種方法可以清潔臀部，緩和痔瘡帶來的疼痛，如果情況許可，每天可以泡臀2～3次。

✤冰敷減痛法

如果痔瘡已經很嚴重了，冷敷也能夠緩解疼痛所帶來的不適。用一個塑膠袋裝上一些冰塊，再用毛巾把冰袋裹住，敷在患處10～15分鐘。

✤塗抹凡士林減痛法

凡士林可有效緩解痔瘡的疼痛，這是因為凡士林可起到潤滑的作用，減少摩擦，直接把凡士林塗在肛部即可。

✤提肛運動法

全身放鬆，將臀部及大腿用力夾緊，配合吸氣，舌舔上齶，同時肛門向上提收，像忍大便的樣子，提肛後稍閉一下氣，保持10秒，然後配合呼氣，全身放鬆。每日早晚2次，每次做9～18下，也可根據情況適當增加提肛的時間。長期持續做此運動，可有效緩解痔瘡症狀，也可預防痔瘡發生。

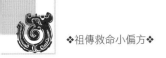

🌀 三十五、痢疾

痢疾又名「滯下」、「腸澼」、「大瘕泄」。現代醫學命名與《濟生方》一致，皆謂「痢疾」。本病多發生於夏秋季節，為腸道傳染病，在臨床上較為常見。痢疾雖有「赤痢」、「白痢」、「赤白痢」之分，但皆是濕熱為患，或兼暑濕熱毒。多因飲食不節、不潔，傷及脾胃，濕熱熏蒸，氣血瘀滯，化為膿血。雖有虛寒，然必素體虛弱、痢下過久、涼泄太過，由濕熱轉為虛寒。且痢疾初起者斷無虛寒者。下痢頻行不暢、裡急後重、赤白黏液，又以赤多為赤痢，白多為白痢，赤白相兼為赤白痢。證屬濕熱為多。又下痢稀白黏液，且有腥臭氣味，四肢逆冷，雖有裡急後重而不明顯，脈象細弱，此屬虛寒。古人雖有赤痢屬熱、白痢屬寒之論，然白而稠黏屬濕熱。根據臨床表現，又有濕熱痢、疫毒痢、噤口痢和休息痢之分，治當詳察。

♣馬齒莧粥

馬齒莧60克，米100克。將馬齒莧洗淨，與米共煮粥，不放鹽、醋，空腹食用。馬齒莧味酸、性寒，適用於熱毒血痢及濕熱痢疾。《滇南本草》載馬齒莧：「益氣，清暑熱，寬中下氣，潤腸，消積滯，殺蟲，療痔瘡紅腫疼痛。」民間有俗語：「莫要小看馬齒莧，治療痢疾最靈驗。」

♣苦參湯

苦參（酒炒）10克。苦參水煎分2次服用，每日1劑。苦參具

有清熱燥濕之功效，適用於濕熱瀉痢、腹痛、裡急後重。

✤香連散

黃連30克，木香6克。上述兩味藥共研細末。每次服6克，每日3次，米湯送服。黃連可解毒止痢，適用於胃腸虛弱、腹脹腹鳴、下痢膿血。

✤葛根黃芩黃連湯

葛根15克，黃芩、黃連各10克，甘草3克。所有藥材用水煎2次，早晚分別服用，每日1劑。葛根具有解表退熱，燥濕止痢的功效，適用於表證未解、邪熱入裡，身熱，下痢臭穢，肛門有灼熱感，濕熱瀉痢，熱重於濕者。

✤二白苦艾湯

白芍60克，艾葉30克，白頭翁、苦參各100克。以上藥材用蒸鍋溫水浸泡一夜。首次用大火煎熬半小時，過濾取液；第二次再將藥渣加冷水適量，以能浸泡藥材為度，小火煎熬40～60分鐘後過濾，其濾液與第一次濾液混合，繼續用小火煎熬濃縮至250CC，再加1%苯甲酸鈉0.2CC搖勻，放置一夜，再過濾分裝密封備用。成人每次服50CC。兒童為2CC／次，也可在適當的溫度下進行灌腸。每日2次，病重者每日3次，連用3天。本方可清熱利濕、養陰活血，適用於急性細菌性痢疾。

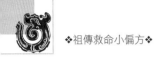

❖苦參丸

苦參120克，木香60克，甘草15克。以上藥材共研細末，加水調製為丸，備用。每次服6.5克，日服3次，用溫開水送下，可清熱利濕、理氣止痛。適用於細菌性痢疾。

❖石榴皮湯

石榴皮1000克。將藥材用清水洗淨，加水5000CC，放鍋中小火煮沸半小時後，用紗布過濾，然後另加溫水照上法重煎1次。將兩次濾液混合，濃縮至2000CC（相當於50%石榴皮煎劑）。每次服20CC，每6小時服藥1次。本方可清利殺菌、收斂止痢。適用於細菌性痢疾、阿米巴痢疾。

❖大蒜療法

大蒜10瓣。大蒜瓣煮熟，搗爛，紅糖適量拌勻，每日2次，連服3日。或用生大蒜數瓣，搗爛如泥，與1小杯醋拌勻服食；也可與麵條拌食。大蒜可殺菌解毒（大蒜揮發油對痢疾桿菌有明顯的抑殺作用），適用於痢疾、腸炎。

❖奇效丹

樗根皮500克，滑石粉120克。將樗根皮研細末，加水調製為丸，滑石粉為衣，陰乾備用。成人每次服9克，幼兒酌減。每日早晨空腹服1次，用小米湯送下。一般服3～4次即癒。本方可清熱利濕、涼血止血，適用於赤白痢、腸風下血。

或去滑石，改用散劑，每次服15～30克，水煎沸，去渣，調入紅糖，每日早、晚空腹各服1次。

❖赤痢散

側柏葉（炒黃）、山楂（炒焦）各一份，另用椿白皮6克。將前2味共研細末，儲存於瓶中備用。每次服9克，用椿白皮煎湯沖服。每日早、晚空腹各服1次。本方可消食化滯、涼血止血，適用於赤痢、便血。

本方對於赤痢內熱不盛及腸風便血的患者頗宜。但是，裡熱熾盛、口渴喜飲、痢下紅多白少、肛門灼熱、小便赤澀者，則不宜用之。

❖揉腹按穴法

仰臥，雙手重疊，以全掌分別對下腹部和上腹部做逆時針方向的揉摩法，3～5分鐘。操作時以有熱感透入腹內為好。取仰臥位，分別指揉中脘、天樞穴各1分鐘。天樞穴位於人體中腹部，肚臍向左右3指寬處。取坐位，對雙側足三里穴做指揉法，約1分鐘。按摩足三里有調節機體免疫力、增強抗病能力、調理脾胃、補中益氣、通經活絡、扶正祛邪的作用。足三里穴位於外膝眼下4橫指、脛骨邊緣，是常用保健穴位之一。

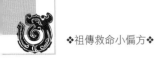

三十六、便秘

便秘是多種疾病的一種症狀,而不是一種病。對不同的人來說,便秘有不同的症狀。常見症狀是排便次數明顯減少,每2～3天或更長時間一次,無規律,糞質乾硬,常伴有排便困難感的病理現象。便秘通常有三種形式:痙攣性便秘、梗阻性便秘、無力性便秘。

❖豬心柏子湯

豬心1個,柏子仁15克。將柏子仁塞入豬心內,清水燉熟。3天1次,吃豬心喝湯。柏子仁可養心安神、補血潤腸。本方適用於陰虛血少、年老體弱和產後血虛引起的腸燥便秘。

❖香蕉蘸黑芝麻

香蕉500克,黑芝麻25克。用香蕉蘸炒熟的黑芝麻嚼吃。每天分3次吃完。香蕉能清腸熱、潤腸通便,可治療熱病煩渴、老年便秘。患有高血壓的人,可經常吃。

❖蜂蜜水

蜂蜜適量。每次2湯匙蜂蜜,溫開水沖服,每日早晨空腹食用。蜂蜜可使胃酸分泌正常,有增強腸蠕動的作用,可縮短排便的間隔時間。蜂蜜對結腸炎、習慣性便秘有良好療效,且無任何副作用。食用蜂蜜應同時注意多吃綠葉蔬菜。

❖紫蘇子麻仁粥

　　紫蘇子10克，火麻仁15克，米50～100克。先將紫蘇子、火麻仁搗爛，加水煎煮，濾取汁，與米同煮成粥，可隨時服用。紫蘇子可潤腸通便。本方適用於老年人、產婦體虛腸燥、大便乾結難解者。

❖蔥白奶蜜

　　牛奶250CC，蜂蜜、蔥白各100克。先將蔥白搗爛取汁。牛奶煮熟，開鍋下蔥汁即可，服用時調入蜂蜜，每天早晨空腹服用。蔥白能宣通上下陽氣、發汗解表。本方可補虛通便，適用於陽虛便秘及老年人習慣性便秘。

❖二仁湯

　　鬱李仁、火麻仁、檳榔各15克。將鬱李仁水泡去皮，火麻仁、檳榔搗碎，一同放入保溫杯內，沖入沸水，加蓋悶30分鐘即可。每日1劑，代茶飲用，可清熱潤腸、化瘀行氣。適用於便秘，症見排便困難、大便乾燥、腹滿脅脹等。

❖決明湯

　　炒決明子10～15克，蜂蜜20～30克。先將決明子搗碎，加水適量，煎10分鐘左右，沖入蜂蜜後，攪拌均勻即可。每晚1劑，或早、晚分別服用，亦可當茶飲用，可清熱平肝、潤腸通便。適用於習慣性便秘。

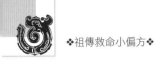

❖番瀉葉湯

番瀉葉30克。將藥材開水泡取濃汁（過濾）500CC，待28℃左右時，用250CC灌腸5分鐘，如有便意，應鼓勵排便。少數未見效者，可再灌1～2次即可見效。本方可清熱通便。適用於熱秘型急性便秘。

❖通便散

萊菔子30克。將藥材在小火上炒黃（勿炒焦），研末。成人每次服30克。幼兒酌減。可順氣通便。適用於氣虛型便秘。

❖參耆山藥湯

炙黃耆、山藥、白芍各30克，炒黨參15克，甘草12克。水煎服。每日1劑，分2次服用。本方適用於氣虛型便秘，症見大便秘而不結、神疲氣怯、舌淡苔白等。

❖二葉瓜皮水泡腳法

取鮮蘿蔔葉100克，鮮冬瓜皮80克，竹葉50克。將以上藥材洗淨，一同放入鍋中，加清水2000CC，煎至1500CC時取藥液倒入盆中，先薰蒸，待溫度適宜時浸泡雙腳。每日2次，每次30分鐘，5天為1個療程。此法清熱通便，適用於大便乾結、小便短赤、面紅心煩，或有身熱、口乾、口臭、腹脹或腹痛等症。

🐉 三十七、疝氣

疝氣即人體組織或器官一部分離開了原來的位置，通過人體間隙、缺損或薄弱部位進入另一位置，俗稱「小腸氣」，分為臍疝、腹股溝直疝、斜疝、切口疝、手術復發疝、白線疝、股疝等。疝氣多是因為咳嗽、打噴嚏、用力過度、腹部過肥、用力排便、婦女妊娠、幼兒過度啼哭、老年腹壁強度退行性病變等原因引起。

❖小茴香胡椒丸

小茴香、胡椒各一份。所有藥材共研細末，久煮成糊狀並製為丸，如梧桐子大，每次服50丸，飯前溫酒送服，每日2次。小茴香具有活血、利氣、止痛的功效。本方適用於胸脅脘腹疼痛、小腸疝氣腹痛。

❖荔枝核陳皮硫黃丸

荔枝核49個，陳皮30克，硫黃12克。所有藥材研細末，用鹽水調麵糊，倒入藥末製為丸，如綠豆大，飯前服9丸。適用於疝氣腫痛。

❖荔枝核散

荔枝核45克，小茴香、青皮各30克。所有藥材研末，每次3克，每日3次。荔枝核可疏肝理氣、行氣散結、散寒止痛。適用於寒凝氣滯引起的疝氣痛、偏墜、疼痛、睪丸腫痛等。

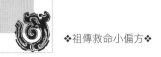

❖絲瓜山楂散

絲瓜絡18克，山楂核30克，紅棗6克（去核焙乾）。所有藥材共研細末，每次服6克，每日2次，黃酒送服。絲瓜絡味甘、性涼，歸肺、肝、胃經，具有通經活絡、清熱解毒、利尿消腫、止血等功效。本方適用於胸脅脹痛，小兒疝氣、風濕痹痛、痔漏。

❖川楝子小茴香煎劑

川楝子12克，木香9克，吳茱萸3克，小茴香6克。所有藥材用水煎2次，去渣取藥液合併飲用。川楝子味苦、性寒，有小毒，善行降泄，具有疏肝泄熱、行氣止痛、殺蟲的功效。川楝子可止痛療疝，肝胃氣滯化熱而致脅肋脘脹痛者，多與延胡索共用，以增強疏肝行氣止痛之功效。本方適用於寒疝及小腸疝氣。

❖紫茄子柄煎汁

紫茄子柄7個。將準備好的紫茄子柄放入鍋內，加水燉熟，加入適量白糖，然後吃紫茄子柄的皮肉，喝汁。每日1次，連服7～10天。

❖轉腰法

兩手叉腰，將腰腹部開始從左邊向前、向右、向後扭動，即按順時針方向平轉，再按相反方向轉動。反覆進行5～10分鐘。適用於治療疝氣。

❖收腹鼓腹法

平時要形成吸氣時收腹的習慣，因為氣經臍孔時可進入胸腹，呼氣時鼓腹，氣由胸腹經臍孔而出，只要持續一段時間，就會感覺腹部發熱，腸鳴音增強，從而呼吸平順，食欲增強，大便轉為正常。

❖兩腳下蹬法

仰臥，上肢不動，兩腿伸直，兩腳交替做下蹬動作，每秒蹬1次，每隻腳蹬100～200次，體能好者可增加下蹬的次數。

❖練抬腿防疝氣

1. 仰臥在床上，雙臂平放在軀體兩側，兩腿併攏上抬30°～90°，再放平，最好稍懸空，一般反覆做30次。

2. 平坐在床上，兩腿向前伸展，上身挺直，兩臂平放於體側，掌心向下。用一條長毛巾套在雙腳底，吸氣，將腿彎曲，抬離床面，再伸展開，身體後傾，手臂伸直，拉住毛巾兩端，使軀體與雙腿形成一個「Ｖ」字。呼氣，腹部收緊，平衡身體，挺直腰背，儘量保持這個姿勢，其間自然呼吸，然後將雙腿慢慢放回床面，軀幹挺直。反覆做3～6次。

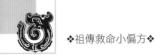

🌀 三十八、泄瀉

泄瀉即腹瀉，是指排便次數增多，糞便稀薄，或瀉出物如水樣。本病以夏、秋兩季最為多見。臨床可分為急性泄瀉和慢性泄瀉兩類。其致病原因主要有感受外邪、飲食不節、情志所傷及臟腑虛弱等。

❖山楂陳皮煎劑

炒山楂、炒麥芽、陳皮各15克。所有藥材用水煎2次，混合後分上、下午服用，每日1劑。山楂、陳皮可消食導滯。本方適用於傷食腹瀉，症見腹痛腸鳴、腹痛即瀉、糞便臭如敗卵、瀉後痛減。

❖蓮子糯米粥

蓮子（去心）20克，懷山藥25克，雞內金15克，糯米50克，白糖適量。所有材料加水同煮30分鐘做粥，熟後加白糖調味食用。本方可補充人體的養分，增強機體的抗病能力。

❖豬腎湯

豬腰（豬腎）2個，骨碎補20克。將豬腰剔除筋膜，切片，與骨碎補加水共煮至熟，將骨碎補撈出，加入調味品調味。飲湯食豬腰。隔日服用1次，約10次見效。豬腰可補腎強身止瀉。本方適用於老年人腎虛不固、功能紊亂而引起的身體虛弱、腰酸背痛、時常腹瀉且經久不癒。

❖山藥內金山楂粥

　　山藥片30克，雞內金10克，山楂15克，玉米150克，紅棗5顆，白糖50克。先將山藥片、雞內金分別研為細末，混合均勻，山楂洗淨切薄片；將山楂片、山藥粉、雞內金粉與玉米、紅棗一同放入鍋中，加入適量的水，煮至黏稠時調入白糖即食。雞內金可消積滯、健脾胃，適用於食積脹滿、嘔吐反胃、泄瀉。此粥對於脾虛所致的腹瀉有很好的輔助治療效果。

❖飲醋茶

　　沏一杯綠茶或花茶，將茶水倒入另外一個杯子中，放入一大勺食醋，將醋茶喝下。一杯茶可以連續沖泡兩次，連喝3杯醋茶，腹瀉可止住。

❖山藥扁豆茶

　　山藥、茨實各200克，扁豆100克。將上述藥材搗碎拌勻，每日沖泡30克代茶飲。適用於慢性腹瀉。

❖緩解慢性腹瀉按摩

　　用單手手掌推摩下腹部，順時針、逆時針方向各10圈，至感覺溫熱為宜。被按摩者取俯臥位，按摩者用食指按壓其大椎穴，注意按壓時用力要稍重，每次5分鐘，至被按摩者感覺酸脹為宜。本法可緩解慢性腹瀉。

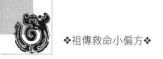

❖按揉中脘法

用拇指指腹來回按壓中脘穴,指腹用力,但不能用指甲掐。此法可以緩解胃痛,溫胃、解痙,促進消化腺分泌,對胃、腸、肝、膽等都有很好的保健作用。中脘穴在劍突與肚臍中間位置,劍突位於胸骨下端兩側肋骨的交會處,從此處到肚臍眼的中間部位即是。

❖按摩足三里穴

足三里穴位於外膝眼下4橫指脛骨邊緣。足三里部位肌肉比較多,按摩力度可稍大,要滲透到穴位裡。每次按摩1～2分鐘。經常按摩可緩解腹瀉等消化系統疾病。

❖敷貼法

取艾葉、柿蒂、石榴樹葉各15克,乾薑10克,將所有藥材研粉、炒熱,用布包後敷於臍部。適用於腹瀉。

❖中藥泡腳法

取白扁豆100克、葛根50克、車前草150克加水適量,共煎煮20分鐘,然後將藥液倒入盆內,待藥液轉溫時用來浸泡雙腳。此法可緩解腹瀉。

三十九、闌尾炎

闌尾炎是指闌尾由於多種因素而形成的炎性改變。它是一種常見的急腹症，其治療效果取決於是否及時地診斷和治療。臨床上常有右下腹部疼痛、體溫升高、嘔吐和中性粒細胞增多等表現，是最常見的腹部外科疾病。急性闌尾炎的典型臨床表現是逐漸發生上腹部或臍周圍隱痛，數小時後腹痛轉移至右下腹部。常伴有食欲不振、噁心或嘔吐，發病初期除低熱、乏力外，多無明顯的全身症狀。早期診治，患者多可短期內康復，病死率極低（0.1%～0.2%）；如果延誤診斷和治療可引起嚴重的併發症，甚至造成死亡。

✤石榴皮煎劑

石榴皮適量。將石榴皮製成煎液，烘乾研粉裝膠囊口服。每日3次，每次1～2粒。石榴皮可止血、驅蟲、適用於久瀉、久痢、便血、脫肛、帶下，適用於慢性闌尾炎、腸炎、膽道感染、急慢性氣管炎、外傷感染。

✤敗醬薏仁附子散

薏仁60克，炮附子6克，敗醬草30克。所有藥材共研為細末，混合均勻，每次9克，每日2次，用米湯送服。薏仁可排膿消癰，振奮陽氣。本方適用於化膿性闌尾炎，身無熱，皮膚乾燥粗糙。

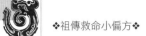

❖馬鈴薯胡蘿蔔湯

馬鈴薯（黃皮）400克，胡蘿蔔250克，香菜3克，低鈉鹽5克，雞精粉2克。馬鈴薯、胡蘿蔔洗淨，切塊；香菜擇洗乾淨，切段；湯鍋置大火上，加適量的水，加入香菜、馬鈴薯塊、胡蘿蔔塊煮半小時後，將馬鈴薯、胡蘿蔔撈出碾成泥；把菜泥倒入鍋中混勻，然後放低鈉鹽、雞精粉調好口味即可。馬鈴薯又名土豆，屬茄科植物，既可為主食，又可當蔬菜，營養豐富，味甘、性平，有和胃調中、健脾益氣之功效。適用於闌尾炎術後康復。

❖鬼針草牛奶湯

鬼針草30克，牛奶250CC，白糖適量。水煎鬼針草2次，混合後與牛奶同煮，加入白糖，早晚分別服用，每日1劑。本方清熱解毒、散瘀消腫、緩急止痛，適用於急性闌尾炎。

❖金銀花煎劑

金銀花12克，蒲公英、紫花地丁各15克，白花蛇舌草、大黃各10克，川楝子、牡丹皮各9克，赤芍10克，虎杖15克。所有藥材用水煎服，每日1劑。

本方清熱解毒、化瘀消痛，適用於熱蘊所致闌尾炎，其主要症狀有腹痛拒按，右下腹壓痛較明顯，有反跳痛，腹皮攣急，伴身熱口渴食少脘痞，噁心嘔吐，大便秘結或便溏不爽，小便短赤，苔黃少津或厚膩，脈弦數或脈滑數等。

❖虎杖石膏外敷法

取虎杖40克，石膏50克，冰片2.5克共研為細末，用醋調成糊狀，敷於右下腹部，外加油紙覆蓋。每日換藥3次。適用於急性闌尾炎。

❖大蒜芒硝外敷法

取大蒜12顆，去皮，與100克芒硝共搗成糊狀。先在右下腹皮膚上塗凡士林，然後敷上糊劑，3小時後除去，每日1次，3～5日痊癒。適用於闌尾炎。

❖鮮薑芋頭泥外敷法

取鮮薑、鮮芋頭、麵粉各適量。將鮮薑和芋頭去粗皮，洗淨，搗爛為泥，加適量麵粉調勻。用時外敷患處，每日換藥1次，每次敷3小時。本法散瘀定痛，適用於急性闌尾炎及癰症。

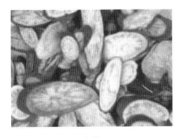

赤芍

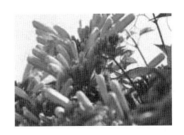

金銀花

第四章

筋骨疾病老偏方

活血化瘀更快復原

一、頸椎病

頸椎病又稱頸椎綜合症，是頸椎骨關節炎、增生性頸椎炎、頸神經根綜合症、頸椎間盤脫出症的總稱，是一種以退行性病理改變為基礎的疾病。主要是由於頸椎長期勞損、骨質增生，或椎間盤脫出、韌帶增厚，致使頸椎脊髓、神經根或椎動脈受壓，出現一系列功能障礙的臨床綜合症。

✤山丹桃仁粥

山楂30克，丹參15克，桃仁（去皮）6克，米50克。所有原料洗淨，丹參先煎，去渣取汁，再放入山楂、桃仁及米，加水適量，大火煮沸，小火熬成粥。山楂用水煮一下可以去掉一些酸味，如果還覺得酸，可以加適量白糖。

山楂具有活血化瘀、通絡止痛的功效，有助於解除局部瘀血狀態，對跌打損傷有輔助療效。

✤壯骨湯

豬骨（最好是豬尾骨）200～300克，杜仲、枸杞各12克，龍眼肉15克，牛膝10克，懷山藥30克。所有原料洗淨，豬骨斬碎，共入鍋內，加水適量，大火煮沸，小火煎40～60分鐘，加適量植物油、低鈉鹽、蔥、薑等配料，取湯服用。本方可補中益氣、強筋骨，適用於肝腎不足型頸椎病。

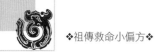

❖木瓜陳皮粥

木瓜、陳皮、絲瓜絡、川貝母各10克，米50克，冰糖適量。所有原料洗淨，木瓜、陳皮、絲瓜絡先煎，去渣取汁，加川貝母、米煮成粥，最後加冰糖。

木瓜可平肝舒筋、和胃化濕。本方適用於風寒濕痹、腰膝關節疼痛、吐瀉轉筋，對痰濕阻絡型頸椎病也有療效。

❖伸頸運動法

雙腳分開與肩同寬，兩手臂放在身體兩側，指尖垂直向下（坐姿時兩手掌放在兩大腿上，掌心向下），眼睛平視前方，全身放鬆。緩慢抬頭向上看，要盡可能把頸伸長到最大限度，並將胸腹一起向上伸（不要做成抬頭運動）。將伸長的頸慢慢向前、向下運動，再緩慢向後、向上縮頸。長期持續做此運動可有效預防頸椎病。

❖旋轉頭部法

取坐姿，上身挺直，雙手自然放於膝蓋上，先將頸部向左旋轉90°，然後恢復到起始姿勢，接著向右旋轉90°，反覆進行，可以預防頸椎功能障礙。

❖推頭部法

雙手交叉，雙手掌放在腦後部，用力往前推頭部，而頭部則用力向後頂，持續4～5秒，放鬆1～2秒。如此反覆進行30次，每

天做2～3遍。

♣保暖法

每晚睡覺時，用1條約70公分長、7公分寬的多層軟布在脖頸處圍兩、三圈，早晨起來頸椎就會感覺舒服，活動自如；除夏天不裹以外，春秋冬均如此保暖，病情逐漸好轉，直至消失。治長年頸椎病。

♣頸椎膏

葛根、黃耆、川芎各30克，丹參、威靈仙、白芷各15克，烏梢蛇10克。以上藥材共研為極細末，混勻、備用。每次取20克與適量洋芋（連皮）共搗爛如泥狀，外敷於頸部（壓痛點），用紗布包紮。每日換藥1次，7天為1個療程。本方可益氣活血、祛風通絡，適用於頸椎病。

♣熱敷散

伸筋草、透骨草、荊芥、防風、防己、附子、千年健、威靈仙、桂枝、路路通、秦艽、獨活、羌活、麻黃、紅花各30克。以上藥材共研為粗末，裝入長15公分、寬10公分的布袋中，每袋150克。將藥袋加水煎煮20～30分鐘，稍涼後將藥袋置於患處熱敷，每次敷30分鐘，每日1次，2個月為1個療程。敷後用毛巾蘸藥液外洗患處。本方可祛風除濕、溫經散寒、活血通絡，適用於頸椎病。

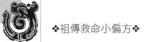

🌀 二、肩周炎

肩關節周圍出現炎症簡稱肩周炎，是肩關節周圍肌肉、韌帶、肌腱、滑囊、關節囊等軟組織損傷、退變而引起的關節囊和關節周圍軟組織的一種慢性無菌性炎症。發病年齡大多在50歲以上，所以又稱為「五十肩」，女性發病率略高於男性，且多見於體力工作者。病程一般在1年以內，較長者可達1～2年。

❖六種運動治療肩周炎

1. 單臂上舉：取坐姿，上身挺直，先將左手臂單臂上舉，掌心向上，然後手臂做旋轉運動，先順時針旋轉1分鐘，再逆時針旋轉1分鐘，恢復原位。換右手臂進行。反覆操作。

2. 肘部拉肩：取坐姿，上身挺直，雙手於身後相握，將雙肘向左拉伸至極限，以拉動右肩肩關節，進行10次，再向右拉伸。反覆操作。

3. 雙臂繞肩：取坐姿，上身挺直，雙肘抬高與眉相平並呈拱形，雙手抱住對側的肘關節圍繞肩膀做環繞運動，以拉動肩關節，促進肩關節活動，緩解肩周疼痛。

4. 划船運動：取坐姿，上身挺直，雙肘抬高與嘴部相平，雙臂外展，屈肘做划船運動，反覆操作20次。經常做可以預防和緩解肩周疾病。

5. 水中撈月：取坐姿，上身挺直，右手自然放於膝蓋上，左臂向左下方伸出，與地面成45°，旋轉手臂，好似從水中

向外撈月，持續1分鐘。換右臂進行。反覆操作。

6. 梳頭運動：取坐姿，上身挺直，先做左手梳右邊頭髮的動作，然後換右手梳左邊頭髮動作，雙手交替進行，反覆操作20次。

♣蓮黨枸杞粥

蓮子60克，黨參40克，米50克，枸杞15克，冰糖適量。蓮子用溫水浸泡，剝去心，米、黨參、枸杞洗淨，全部原料放入鍋中，加水適量，用大火燒沸，改小火煮熟，加入冰糖溶化即可服食。蓮子味甘、性平，具有補脾止瀉、益腎固精、養心安神等功效。黨參可補氣、止痛、通經活絡。此粥能夠緩解肩周炎症狀，減少疼痛，安神。

♣茄蝦餅

茄子250克，蝦皮50克，雞蛋2顆，麵粉、植物油、黃酒、生薑、麻油、鹽、白糖、雞精粉各適量。將茄子切絲，用鹽醃漬15分鐘後，擠去水分，加入黃酒浸泡過的蝦皮，並加薑絲、鹽、白糖、麻油和雞精粉，拌成餡料。麵粉加雞蛋液、水調成麵漿。鍋中倒入植物油燒熱，加入一勺麵漿，轉鍋攤成餅，中間放餡，再蓋上半勺面漿，雙面煎至黃色。經常食用，能夠補鈣，抗骨質疏鬆，預防肩周炎。

♣黃耆桂枝煎劑

黃耆15克，桂枝10克，白芍12克，生薑3片，紅棗4個，細辛

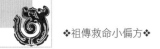

3克，制川烏、制首烏各5克，止痙散1.5克。用時，除止痙散隨煎湯送服外，其餘諸藥加適量水煎，分2次服用。黃耆能夠增強機體免疫功能，桂枝具有解熱、鎮靜、鎮痛的功效，白芍可擴張血管以達到解熱、抑制神經系統而鎮痛的作用。本方有鎮痛、改善肩部血液循環，增強免疫力的作用，適用於肩周炎。

❖沖淋保健法

洗浴時，取站姿或坐姿均可，閉上雙眼，雙手自然垂於身體兩側，讓淋浴的水流沖淋於肩部位，雙側肩部交替沖淋，持續5分鐘。沖淋的時候建議使用稍熱的水，可以有效促進肩部的血液循環，以便發揮更好的效果。

❖柚子香浴保健法

洗浴時，將一個柚子洗淨切成小片放於浴缸中，柚子的香氣可以使人徹底放鬆身心，促進血液循環，改善和緩解肩周部位的不適症狀。

❖辣椒炙

肩周炎也稱黏連性關節囊炎，俗稱凝肩、凍結肩或露肩風。將1隻小辣椒放在蠟燭上點燃，趁火未滅，在患處輕壓。時間不宜過長，以感到灼痛為度。為防止灼傷皮膚，可將一張包裝紙墊在患處。

三、骨質增生

骨質增生又稱為增生性骨關節炎、骨性關節炎、退變性關節病、老年性關節炎、肥大性關節炎，是由於構成關節的軟骨、椎間盤、韌帶等軟組織變性、退化，關節邊緣形成骨刺、滑膜肥厚等變化，而出現骨破壞，引起繼發性的骨質增生，導致關節變形，當受到異常負荷時，引起關節疼痛、活動受限等症狀的一種疾病。分為原發性和繼發性兩種。

❖肉桂白芷百合飲

肉桂15克，白芷20克，百合50克，白糖3匙。將肉桂、白芷、百合分別洗淨，先將肉桂、白芷置鍋中，加清水500CC，大火煮沸5分鐘，改小火煮30分鐘，去渣取汁。將汁加入百合，再加清水500CC，加白糖，大火煮沸5分鐘，小火煮30分鐘，分次服用。本方可壯陽強身、補益肺陰，適用於腰椎骨質增生者，症見周身無力，稍用力即腰痛者。

❖龍眼丁香飲

龍眼肉50克，丁香10克，白糖2匙。將龍眼肉、丁香洗淨，置鍋中，加清水500CC，大火煮沸5分鐘，改小火煮30分鐘，去丁香，分次服用。龍眼肉又名桂圓肉，甘平質潤，有很好的滋補作用，能壯陽益氣；丁香有行氣止痛之功效。本方可壯陽益氣、行氣止痛，適用於腰椎骨質增生屬陽虛型，腰部疼痛伴畏寒怕冷者。

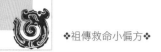

❖白礬食醋貼敷法

白礬250克，食醋1000CC，用砂鍋小火煮化後外敷患處，溫度要適中，每日2次，每次30分鐘。敷後洗淨，局部外敷時避免燙傷患處，15日為1個療程。使用過程中，有的人可能會發生皮膚過敏現象，停藥後可自動消失。

❖川芎末陳醋敷貼法

川芎末6克，加入老陳醋調成糊狀，再用適量藥用凡士林調勻，塗抹在增生部位，再蓋上一層塑膠紙，外用膠布固定，每2日換藥1次，10次為1個療程。

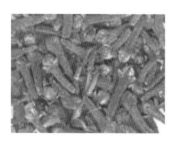

丁香

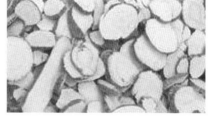

白芷

四、腰肌勞損

腰肌勞損是指腰部一側或兩側或正中等處發生疼痛之症，既是多種疾病的一個症狀，又可作為獨立的疾病。主要症狀為腰或腰骶部疼痛，反覆發作，疼痛可隨氣候變化或勞累程度而變化，時輕時重，持久不癒。腰部可有廣泛壓痛，脊椎活動多無異常。

❖韭菜桃仁湯

炒韭菜6克，胡桃仁5個。將炒韭菜、胡桃仁一起放入鍋中，加清水200CC，大火煮沸3分鐘，小火煮10分鐘，加入適量黃酒，分次食用。韭菜為溫補養生食品，有溫腎壯陽之功。胡桃仁為果中第一補品，也有溫腎壯陽之效。本方可壯陽益腎、溫暖腰膝，適用於腎陽虛型腰痛，怕冷，遇寒尤劇者。

❖羊肉粥

羊腿肉250克，米200克。將羊腿肉洗淨，切成小塊，沸水浸泡，去浮沫，置鍋中；加米及清水500CC，大火煮沸3分鐘，小火煮30分鐘，成粥，趁熱食用。本適用於腎陽虛型腰痛。

❖雞蛋蒸胡椒

新鮮雞蛋3～5顆，白胡椒（按每週歲1粒計算，最多不超過50粒），五花豬肉50～150克，低鈉鹽適量。以上食材經小火清蒸後食用。每晚吃1次，連續吃3～5天。本方可散氣祛痛，恢復

運動功能。適用於腰肌勞損。

❖燕窩粥

鮮品燕窩30克，米50克。將米、燕窩置鍋中，加清水500CC，大火煮沸2分鐘，改小火煮20分鐘，成粥，趁熱食用。燕窩為滋養強身養生佳品，補而不膩，潤而不燥。適用於腎陰虛型腰肌勞損，症見腰部疼痛、形體消瘦、五心煩熱者。

❖白紫蘇燉豬尾骨

白紫蘇、豬尾骨（尾冬骨）各250克。先以7碗水將白紫蘇用中火熬成1碗半後，再用這些藥液燉豬尾骨，約燉1小時後，將藥液倒出，分為2份，早晚空腹各用1份。輕者服2～3劑即可，重者連服6劑。

藥液燉豬尾骨必須隔水去燉，也可用電鍋燉，這樣比較方便，水乾了再加，務必將骨燉爛。白紫蘇與紅紫蘇外形幾乎是一樣的，只不過沒有紅紫蘇的紅色，氣味也沒有紅紫蘇濃，因此又稱假紫蘇，通常使用乾品，如果是新鮮的，則用500克。

❖臭杏汁

每次大約以新鮮的臭杏嫩葉擠出2勺的藥汁，然後沖適量米酒喝下，約過6小時再服1次，服用2～3天。

臭杏略帶毒性，每次最多服用2湯勺，小孩應減量服用。腰部扭傷時，最重要的是儘快讓血脈暢通，把瘀血化解開，傷病才能迅速得到緩解。

臭杏，又名土荊芥、蛇藥草，用來治療閃腰扭傷。

❖杜仲雞血藤湯

取桑寄生、雞血藤、雞屎藤乾品各30克、杜仲9克，再加1條豬尾骨（尾冬骨），以5碗水、1碗米酒用小火熬至3碗，倒出分成3份，每餐飯前半小時服用。每日服1劑，1週後見效。無此病者，服後亦可增加筋骨的力量。

平時為避免閃著腰，凡是在取物、扛物、背負重物時，切記讓腹肌發揮應有的力量；腰部本身就有問題者，最好能在腰部繫上「S腰帶」或較寬的皮帶，這樣可強化腰部的力量。平時在提重物時應避免彎著腰、躬著身去提，最好是蹲下去提，這樣可以避免扭傷。

❖藿香燉鴨蛋

摘一些藿香的嫩葉，一次使用大約1碗，洗淨後切碎，用麻油炒一下，再放在大碗內，加入1顆洗淨的鴨蛋，以半水半酒混合液將藥淹沒，放在電鍋中燉約半小時後，即可倒出，吃蛋喝湯。藥湯可分成2次服用，每日服1劑，輕者2劑可癒，重者3～5劑也能康復。

腰扭傷後應儘量平躺，避免讓身體的重量壓迫腰椎；在治療期間要避免提重物。

❖王不留行末

王不留行125克。炒後研細末，每日2次，每次4.5克，以黃酒

沖服。適用於急性腰扭傷引起的腰痛。

❖生鱉甲末

生鱉甲30克，杜仲9克，煆自然銅、土鱉蟲各6克。共研細末，每日2次，每次15克，黃酒沖服。治閃挫腰痛（急性腰扭傷）。

❖指壓法

尋找壓痛點，然後用力加以按壓，直至局部有酸脹感為止。按完壓痛點後，可令患者俯臥，沿脊柱兩側自上而下推揉，手法由輕到重，遇到相關穴位就加重手法，並且要稍加停留。反覆10餘次。每日或隔日1次。適用於腰肌勞損。

❖俯臥保健法

採取俯臥位，將雙腿反放在背後，然後用力將頭、胸部和雙腿用力挺起離開床面，使身體呈反弓形，持續至稍感疲勞為止。依此法反覆鍛鍊10分鐘，每天早晚各1次。如果長期持續此項鍛鍊，可有效預防和治療腰肌勞損、頸肩綜合症。

❖倒行

在平地上退著走，膝蓋不要彎曲，雙手叉腰，腰要挺直，兩眼直視前方；同時甩開兩臂，均勻呼吸，每次半小時，每天早晨進行1次，1～2個月見效。適用於腰肌勞損。

🌀 五、腰椎間盤突出

腰椎間盤突出是西醫的診斷病名。中醫學典籍中無腰椎間盤突出症之名，根據該病的臨床表現，可歸於「腰痛」、「腰腿痛」、「痹症」等範疇。腰椎間盤突出症是一個多發病、常見病，它主要因腰椎間盤勞損變性、纖維環破裂或髓核脫出等刺激或壓迫脊神經、脊髓等引起的一系列症狀群。

❖核桃仁黑芝麻丸

核桃仁200克，黑芝麻180克，杜仲50克，木瓜25克，菟絲子、當歸各60克，延胡索30克，香附15克。除核桃仁、黑芝麻外，均晒乾、碾碎過篩備用。將黑芝麻於碾槽內碾碎，再放入核桃仁一起碾，當用手摸無顆粒時，與藥末一起倒入盆中，將蜂蜜250CC分數次加入盆內攪拌，反覆揉搓成團塊，取團塊7克製成藥丸。冬天可裝入瓶內儲存，夏天製成蠟丸或用油紙包裝入瓷盆放陰涼處。每次服1丸，每分2次服用，黃酒20CC沖服。

黑芝麻含有多種人體必需的胺基酸，在維生素E、維生素B1的作用下，能加速人體的代謝功能，具有補肝腎、潤五臟、益氣力、長肌肉、填腦髓的作用。核桃仁具有強腎養血的作用，常服可使血脈通潤。本方對腰椎間盤突出有預防與治療作用。

❖薏仁附子散

薏仁30克，附子10克（先煎1小時）。上述藥材洗淨後，水煎溫服，每日1劑，分3次服用。

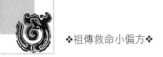

薏仁可抗炎,加強體液免疫、鎮痛;附子可增強免疫功能、鎮靜。本方有鎮痛、抗炎、增強免疫功能等作用,可緩解腰椎間盤突出不適症狀。

❖肉蓯蓉燉羊腎

羊腎2個,肉蓯蓉30克(布包)。將羊腎去筋膜,切片,加肉蓯蓉和水煲湯,酌情加各種調味品服用。羊腎可溫補腎陽。本方對腰椎間盤突出有較好的食療效果。

❖伸展上肢

取跪姿,雙手上舉,兩手掌心交叉於頭後,雙臂儘量向後張開,還原;然後雙手向背後伸展,兩手掌交叉於腰部,雙臂儘量向後張開,再還原。反覆交替做。適用於腰椎間盤突出。

❖伸展下肢

站立,左腿向左邁一步,伸直,右腿下蹲,左手叉腰,右手自然放於右大腿上。兩腿交換進行,反覆操作。適用於腰椎間盤突出。

❖捏拿腰部肌肉

用雙手拇指和食指同時從上向下捏拿、提放兩側腰部肌肉,直至骶部。如此自上而下捏拿4次。本法可緩解腰椎間盤突出引起的不適症狀。

✤顫動腰部肌肉

兩手掌根部按壓腰部，快速上下顫動15～20次。本法可緩解腰椎間盤突出引起的不適症狀。

✤揉腰眼

兩手握拳，用食指指關節緊按腰眼，旋轉用力按揉30～50次，以腰酸脹為宜。本法可緩解腰椎間盤突出引起的不適症狀。

✤叩擊腰骶部

雙手握空心拳，反手背後，以雙手拳背著力，有節奏地、有彈性地交替叩擊骶部。手法要平穩，所用力度由輕到重，要有振動感，有穿透力。可以先從骶部向上叩擊至手不能及為止（腰部），然後再向下叩擊至骶部，叩擊順序應按照從上至下，如此反覆7～8次。本法可緩解腰椎間盤突出引起的不適症狀。

✤面壁下蹲

兩腳分開約同肩寬，腳尖向外呈八字形，面向牆壁並使前身貼近牆壁，兩手臂伸開，用掌貼壁，慢慢往下蹲。注意下蹲時兩腳不要隨意移動，兩膝部逐漸向外分開，身體仍然貼著牆壁，蹲下後再慢慢站立起來，如此循環往復下蹲。在下蹲、站立過程中，胸、臉、膝、腳尖盡可能貼近牆壁。長期持續做此運動，治腰椎間盤突出。

六、足跟痛

足 跟痛是由於足跟的骨質、關節、滑囊、筋膜等處病變引起的疾病。足跟一側或兩側疼痛，不紅不腫，行走不便，又稱腳跟痛。中醫學認為，足跟痛多屬肝腎陰虛、痰濕、血熱等原因所致。肝主筋、腎主骨，肝腎虧虛，筋骨失養，復感風寒、濕邪或慢性勞損便可導致經絡瘀阻，氣血運行受阻，使筋骨肌肉失養而發病。

❖麻黃蘿蔔湯

麻黃5克、生薑3片、蘿蔔1個（150克）、蜂蜜30CC。將蘿蔔洗淨，切片，與麻黃、生薑同放鍋內，加清水適量，小火燉至蘿蔔熟後，加入蜂蜜即可食用，每日1次。本方可治療局部疼痛、行走不利、行走則疼痛加劇或伴畏風、舌苔薄白等。

❖薏米二薑粥

薏米30克，乾薑、高良薑各5克，米50克。將兩種薑水煎取汁，與米、薏米同煮為粥服食，每日2次。本方可除濕通絡、祛風散寒，治療局部疼痛、行走不利、疼痛固定、行走則疼痛加劇或伴下肢麻木、手足沉重、屈伸不利。

❖山藥紅豆粥

山藥、紅豆各30克，米50克，白糖少許。將紅豆放入鍋內，加清水適量，大火煮沸後，轉小火煮至半熟時，加入山藥片、米

煮熟，出鍋加入白糖少許。每日1劑，當早餐服食。本方可清熱利濕，可緩解足跟痛症狀。

❖山楂扁豆薏仁粥

山楂、扁豆各15克，薏仁50克，紅糖適量。將山楂水煎取汁，加扁豆、薏仁同煮為稀粥，調入紅糖服用，每日1次，連續7天。可活血化瘀、化痰通絡。

❖茄根水泡腳法

茄根500克。將茄根加清水適量，煎煮30分鐘，去渣取汁，與2000CC開水一起倒入盆中，先薰蒸，待溫度適宜時泡洗雙腳，每天1次，每次40分鐘，10天為1療程。

❖陳醋泡腳法

用陳醋（白醋也可以）1000CC，加熱至可浸入的溫度後，倒入洗腳盆中，浸泡患腳，不須再加水。每次20～30分鐘，每日1～2次，一般連用半個月。

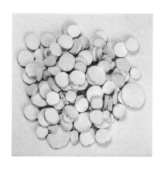

山藥

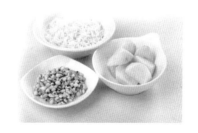

薏仁

第五章

男女隱疾老偏方

兩性健康事半功倍

一、急性前列腺炎

急性前列腺炎是指前列腺非特異性細菌感染所致的急性炎症，主要表現為尿急、尿頻、尿痛、直腸及會陰部痛，多有惡寒發熱等。急性前列腺炎是男性泌尿生殖系統常見的感染性疾病，致病菌以大腸桿菌為主，約占80%。感染途徑為血行感染，常繼發於皮膚、扁桃腺、齲病（齲齒）、腸道或呼吸道急性感染，細菌透過血液到達前列腺部引起感染。

✤綠豆車前子湯

綠豆60克，車前子30克。將綠豆淘洗乾淨，車前子用細紗布包好，同置鍋中加水燒沸後，改用小火煮至豆爛，去車前子食用。車前子具有利水、清熱、明目、祛痰的作用。本方適用於各種前列腺炎。

✤番茄蘋果汁

番茄200克，蘋果100克，芹菜30克，檸檬汁30CC。將番茄洗淨，用沸水燙一下後剝皮，用榨汁機或消毒紗布把汁擠出；蘋果、芹菜洗淨，蘋果削皮切塊，芹菜切段，一起放入榨汁機中攪打成汁；蘋果、芹菜汁兌入番茄汁中；果蔬汁中加入白糖、檸檬汁調勻，沖入溫開水，即可直接飲用。

番茄中的番茄紅素能清除自由基，預防前列腺癌；煙酸可維持胃液的正常分泌，促進紅細胞的形成，利於保持血管壁的彈性和保護皮膚。番茄多汁，可以利尿，腎炎病人也宜食用。

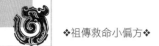

❖解毒湯

龍膽草、土茯苓、金銀花各30克，延胡索9克，甘草6克。水煎服。每日1劑，日服3次。5劑為1個療程。本方可清熱解毒、利濕止痛，適用於急性前列腺炎。

❖蒲公英金銀花粥

將蒲公英60克、金銀花30克，加水300CC後用小火煎45分鐘，濾渣取汁後加入米100克煮成稀粥。分早晚服用，服用時如果感到苦澀的話，可略加些白糖。《本草綱目》記載，蒲公英性平、味甘微苦，有清熱解毒、消腫散結及催乳作用，有明顯的利尿作用。金銀花，又名忍冬、銀花、雙花等，自古被譽為清熱解毒的良藥。兩者配合食用，有利尿解毒的功效。本方能夠有效緩解前列腺炎。

❖麝香、白胡椒敷肚臍

麝香0.15克，白胡椒7粒。兩藥分別研為細末。臍部清洗乾淨，消毒，先用麝香納入肚臍，再用胡椒將肚臍填滿，蓋上塑膠薄膜，膠布固定，使其密不透氣。7～10天換藥1次，10次為1個療程，每個療程間隔5～7天。

❖芒硝、益母草熏洗會陰部

取芒硝、益母草、天花粉、大蔥各30克，大黃、白芷、艾葉、車前草各10克，水煎取藥液約2000CC，置入盆中，坐盆上先

薰蒸，待水溫稍降後以毛巾浸漬藥液洗會陰部，水溫再降後坐盆內，至水涼為止，每日3次。7～8天，即可排尿正常。

❖甘草、冰片外敷中極穴

甘草10克，研為細末，加冰片5克，麵粉適量，拌勻，溫水調為糊狀，外敷中極穴，用膠布固定，一般外敷5分鐘可見尿液排出。

❖熱敷小腹法

取肉桂30克、升麻15克共研為細末，加麝香0.3克混勻，製成藥袋佩戴在小腹部，每5日換藥1次，並且每晚用熱水袋熱敷藥袋15～30分鐘。連續1～2個月。

❖生蔥熱熨腹部

鹽500克，生蔥250克。將生蔥切碎，與鹽一同放入鍋內炒熱後用布包裹，待觸之不燙手時，熱熨小腹部，藥包冷後再加熱熨，交替數次，連續2～3小時，即可見效。

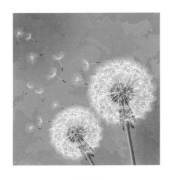

蒲公英

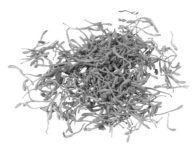

金銀花

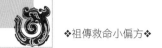

二、慢性前列腺炎

慢性前列腺炎是一種發病率非常高（4%～25%）且讓人十分困惑的疾病，接近50%的男子在其一生中的某個時刻會受到前列腺炎症狀的影響。由於慢性前列腺炎的病因、病理改變、臨床症狀複雜多樣，並對男性的性功能和生育功能有一定影響，嚴重地影響了患者的生活品質，使他們的身體與精神遭受極大的折磨。其病因一般認為私欲不遂或房事過度，相火妄動，濕熱下注，與心、腎、脾等臟腑密切相關。

❖知母黃柏降火湯

知母、黃柏各15克，肉桂5克，川牛膝20克，廣木香8克，琥珀3克（研末，沖服），黃耆20克，穿山甲12克（先煎），桔梗7克，升麻6克。所有藥材水煎服。留取藥渣復煎，熏洗會陰處，每日1次，每次30分鐘。知母佐黃柏有滋陰降火的功效，有金水相生之意，配合其他藥材可治療慢性前列腺炎。

❖六味地黃湯

熟地黃24克，山茱萸、山藥各12克，茯苓、澤瀉、牡丹皮各9克。所有藥材水煎溫服，每日1劑，分3次服用，飯前約1小時服。本方有增強免疫功能、抗炎、降血糖、增強性功能等作用，適用於慢性前列腺炎。

熟地黃可增強造血功能、強心、擴張血管、降血壓；山藥可滋補身體、助消化、降血糖。

❖墨魚桃仁湯

墨魚200克，桃仁10克。將墨魚洗淨切片，與桃仁同入鍋，加水適量，煮熟後食墨魚飲湯。

墨魚適宜陰虛體質、貧血、婦女血虛經閉、帶下、崩漏者食用。本品適用於腎虛血瘀之不育及性功能障礙，適用於慢性前列腺炎。

❖大黃牡丹湯

大黃、桃仁各5克，牡丹皮、冬瓜子各10克。水煎服，每日1劑，分2次服用，或共研為粗末，放入保溫杯中，沖入沸水，加蓋悶15分鐘，代茶飲。本方可瀉熱破積、活血化瘀，適用於氣滯血瘀型慢性前列腺炎。

❖壓腿法

先坐在床上，身心放鬆，雙腿和雙手同時向前緩緩伸直，然後上半身慢慢地盡力向前下壓，最好能做到手摸到腳趾。在整個過程中，注意雙腳都要保持伸直。保持這個動作數秒後，再慢慢恢復到坐姿，此動作可反覆進行。

這個動作主要是透過對腹部和陰部器官的鍛鍊，改善性功能，加強性的控制能力，以此緩解前列腺炎。

❖叉腿法

坐在地板或床面上，雙腿先向前伸直，接著慢慢地分別向兩

邊張開雙腿。在整個過程中，雙腿都要保持伸直，不要彎曲，大腿與小腿的腿肚要平貼地面。

這個動作透過擴張雙腿來拉動會陰部的肌肉，鍛鍊會陰部器官，可有效地減輕前列腺炎。

❖抖膝部法

先站立，雙手自然叉腰，身心放鬆，接著兩腳叉開與肩同寬，以每秒2～3次的頻率抖動膝部，抖動時長為1～2分鐘，抖動時會感覺到渾身肌肉連同睪丸處都在顫動。這個動作能夠引起睪丸的顫動，活動睪丸的氣血，有效緩解前列腺炎。

❖生大黃敷貼法

生大黃90克，加水400CC，煎液倒入盆中熏蒸會陰部，待藥液不燙手時，用毛巾浸液擦洗會陰處，同時在局部做順時針按摩30分鐘。早晚各1次，每劑藥熏2次。熏洗完畢，取中極、會陰兩穴，用生薑汁調大黃末2克外敷，以膠帶固定。體質強壯者，每天可用生大黃3～6克泡茶飲。

❖小茴香、荊芥熏洗法

將適量小茴香、防風、荊芥加水放在一起煎，煎後將藥水倒入水溫42℃左右的浴池裡進行洗浴即可。洗浴的過程中，要保持水溫。每天照此方法洗浴1次，長期使用可有效緩解前列腺炎。

三、男性不育

男性不育是指夫婦同居未採取避孕措施2年以上而無生育者。女方檢查正常，男方檢查出現異常狀況。屬於男方的病症，常見病因有：先天不足、腎精不充、腎氣不足、精關不固或腎精虧耗、房勞過度、腎不藏精或情志緊張、精氣失調等。總之，該病多是由於腎、腎精、氣虛及至腎陽虛、腎陰虛或腎陰陽兩虛所致。

♣淫羊藿、熟地黃煎劑

淫羊藿15克，熟地黃12克，丹參30克，赤白芍、知母、黃柏、牡丹皮、車前子各9克（包），金銀花25克，生甘草6克。所有藥材加清水適量，濃煎2次，頭煎二煎取汁混合均分2小碗，上、下午各1次，連服1週為1個療程。淫羊藿使精液分泌亢進，精囊充滿後，刺激感覺神經而間接增強性欲，其功效優於海馬。適用於男子精液不液化所致的不育症。

♣嚼食枸杞

每晚取枸杞15克，嚼碎咽下，連服1個月為1個療程。一般服至精液常規檢查轉為正常後，再繼續服藥1個療程。枸杞可滋補肝腎、益精明目，為藥食兩用佳品。本方適用於虛勞精虧、腰膝酸痛、眩暈耳鳴。

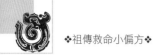

❖烏梅黨參湯

烏梅、乾薑、桂枝各9克，黨參、當歸各15克，細辛3克，黃柏10克，黃連6克。水煎內服。本方可溫補腎陽，清熱通絡，適用於男性不育。

❖懷山藥薏仁蘿蔔粥

懷山藥、薏仁各20克，大蘿蔔1000克，米50克。蘿蔔煮熟絞汁，與懷山藥、薏仁、米同煮至粥熟。每天食用2次。薏仁可燥濕祛痰、健脾和胃。本方適用於不育、陽痿、早洩、氣短懶言。

❖蓯蓉羊肉粥

肉蓯蓉15克，精羊肉100克，米80克，低鈉鹽、蔥白、生薑各適量。分別將肉蓯蓉、精羊肉洗淨後切細；先將肉蓯蓉入砂鍋煎，取汁去渣，加入羊肉和米同煮，待煮沸後，加入低鈉鹽和佐料，煮成粥即可。適於冬季服食，以5～7天為1個療程。

肉蓯蓉可補腎壯陽、健脾養胃。適用於治療腎陽虛衰所致的陽痿、早洩以及不孕等症。夏季以及性功能亢進者，不宜食用。

❖魚骨散

醋炒魚骨50克，紫河車粉7克，炒雞蛋殼18克，白糖25克。將上述藥材共研細末，儲存在瓶中備用。每次服0.5～1克，日服3次，用溫開水送服。本方可益腎壯骨生精，適用於男性不育。

❖搓湧泉

盤膝而坐，雙手掌對搓發熱後，兩手緊握腳面，從趾根處起，對踝關節至三陰交一線往返用力摩擦20～30次，然後左右手分別搓湧泉穴（在足底前1/3處，足趾後屈時呈凹陷處）81次。

❖按摩腎俞

兩手掌貼於腎俞穴（在第2腰椎棘突下，旁開1.5寸處），兩手中指對命門（在第2腰椎棘突下窩凹陷中），雙手同時從上向下、從外向裡的方向做環形轉動按摩，各轉運36次。此為順轉，是補法；反之，為瀉法；腎俞穴宜補不宜瀉，轉動時要注意順逆方向，如有腎虛、腰痛者，可以9次為序，增加轉動次數。

❖自我按摩方法

按摩順序：推擦腰骶部→掌心揉按關元穴、曲骨穴→輕輕拿捏大腿內側→推腹部正中線→點揉足三里穴→擦湧泉穴→提捏乳頭。這套方法共做10～15分鐘，每日起床前和睡覺前各做1遍。房事前，可先做1遍以上按摩方法，再用一手掌心揉按下腹部，另一手搓揉睾丸1～2分鐘，以睾丸微感酸脹為度。然後，再用一手將陰莖上提並按於臍下，另一手掌心揉擦陰囊根部，在揉擦時用掌根將睾丸上推，反覆揉擦使陰囊根部發熱。本法對增進夫妻的房事和諧，防治性功能衰退、早洩有較好療效。

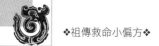
四、陽痿

陽痿是指在有性欲要求時，陰莖不能勃起或勃起不堅，或者雖然有勃起且有一定程度的硬度，但不能保持性交足夠的時間，因而妨礙性交或不能完成性交。引起陽痿的原因很多，一是精神方面的因素，如夫妻間感情冷漠，或因某些原因產生緊張心情，均可導致陽痿；二是生理方面的原因，如陰莖勃起中樞發生異常。

❖肉蓯蓉粥

肉蓯蓉15克，羊肉100克，米50克。肉蓯蓉加水100CC，煮爛去渣；羊肉切片加入砂鍋內加水200CC，煎數沸，待肉爛後，再加水300CC，將米煮至米開花湯稠時，加入肉蓯蓉汁及羊肉再同煮片刻即可，蓋緊蓋燜5分鐘。每日早晚溫熱服。肉蓯蓉可補腎壯陽，潤腸通便。本方適用於陽痿、早洩、遺精、便秘等。

❖鹿角膠粥

鹿角膠15～20克，米100克，生薑3片。先煮米，待沸後，放入鹿角膠、生薑同煮為稀粥。每日1～2次。5天為1個療程。鹿角膠補腎陽、益精血。本方適用於腎氣不足所致的陽痿、早洩、遺精、腰痛等。

❖菟絲子粥

菟絲子30～60克（鮮者可用60～100克），米100克，白糖

適量。先將菟絲子搗碎，水煎，去渣取汁後，入米煮粥，粥將成時，加入白糖稍煮即可。早晚服用，7～10天為1個療程。菟絲子味甘、性微溫，可滋補肝腎、固精縮尿、安胎、止瀉。本方可補腎益精、養肝，適用於腎氣不足所致的陽痿、遺精、頭暈眼花。

❧雪蓮花冬蟲夏草浸酒

雪蓮花15克，冬蟲夏草50克，米酒1000CC。將藥物浸泡在米酒中，擰緊瓶蓋，1個月後飲用，每次5CC，每日1～2次。雪蓮花可溫腎壯陽散寒，適用於陽痿、腰膝軟弱，外傷出血（雪蓮花味辛、性熱、有毒，過量易中毒）。

❧枸杞羊肉粥

枸杞150克，羊腎1個，羊肉100克，蔥白2根，米100～150克，低鈉鹽適量。將羊腎去內膜，切腰花，再把羊肉切小塊，枸杞煎汁去渣，同羊腎、羊肉、蔥白、米一起煮粥。待粥成後加入低鈉鹽適量，稍煮即可。每日1～2次，溫熱服。枸杞可滋腎陽，補腎氣，壯元陽。本方適用於腎虛勞損、陽氣衰敗所致陽痿、腰脊疼痛等。

❧摩擦雙耳

早晨起床時，用指尖對耳輪等部位輕輕做環形摩擦，或點壓揉按，以局部微脹痛有熱感為度。此法具有調和陰陽，疏通氣血，健腎固精之效。

❖手心搓腳心

先在床上坐下，用右手心搓擦左腳心9～36次，直至稍感微熱即可；再用左手心搓擦右腳心9～36次。兩邊動作皆完成之後，再將左、右手手掌相疊，按揉氣海穴（在腹中線上，臍下1.5寸處）9～36次。此動作簡單易學，能夠緩解陽痿、遺精等症。

❖雙手搓下腹部

臨睡前，將一隻手放在臍下恥骨上小腹部位；另一隻手放在腰上，然後一邊按住腰，一邊用手在下腹部由右向左慢慢摩擦，以腹部產生溫熱感為度。

❖按摩腹股溝

臨睡前，將兩手放於兩側腹股溝處（大腿根部）。以掌沿斜方向輕輕按摩36次，可每週按摩數次。此法對增強性欲、提高精力有一定作用。

❖腳心互搓

先在床上坐下，用雙手支撐著身體，慢慢地抬高雙腳，然後用雙腳的腳心互搓湧泉穴9～36次，稍感溫熱即可。此動作能夠有效地緩解陽痿、遺精等症。

🌀 五、早洩

早洩是男性性功能障礙的常見病，是指射精發生在陰莖進入陰道之前，或進入陰道中時間較短，在女性尚未達到性高潮，提早射精而出現的性交不和諧障礙。早洩的診斷標準在於女方是否滿足。類型分為器質性（疾病引起）和非器質性（心理性、習慣性及因包皮過長等正常原因引發的射精過快現象）。早洩與陽痿關係密切，早洩嚴重可導致陽痿。

✤芡實茯苓粥

芡實15克，茯苓10克，米適量。將芡實、茯苓搗碎，加水適量，煎至軟爛時再加入淘淨的米，繼續煮爛成粥。分餐食用，連吃數日。本品可補脾益氣，適用於小便不利、尿液渾濁、陽痿、早洩。

✤腐皮白果粥

白果9克，腐皮45克，米適量。將白果去殼和核，與腐皮、米置鍋中加水適量，煮粥。每日1次，當早餐食用。本品可補腎益肺，適用於早洩、遺尿、小便頻數、肺虛咳喘等。

✤黃柏牡蠣湯

黃柏、生地黃、天冬、茯苓各10克，煅牡蠣20克，炒山藥15克。水煎服。每日1劑，分2次服用。本方可清熱瀉火、滋腎養陰、健脾固澀，適用於早洩。

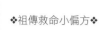

✤二蓮湯

苦石蓮12克，人參、甘草、蓮鬚各3克，麥門冬、遠志、芡實各6克。水煎服。每日1劑，分2次服用。本方可養心安神，適用於早洩。

✤龍膽黃芩湯

龍膽草15克，當歸、黃芩、木通各10克，澤瀉12克，生地黃、甘草、梔子、車前子各9克。水煎服。每日1劑，分2次服用。本方可清瀉肝經濕熱，適用於肝經濕熱型早洩。

✤知柏生地湯

知母、黃柏、山茱萸、山藥、澤瀉、牡丹皮、金櫻子各9克，生地黃、沙苑子各10克，龍骨、牡蠣各30克。水煎服。每日1劑，分2次服用。本方可滋陰潛陽、止遺固精，適用於陰虛陽亢型早洩。

✤參耆當歸湯

當歸10克，人參、茯神、白朮各9克，黃耆、龍眼肉各12克，遠志、酸棗仁、木香、甘草各6克。水煎服。每日1劑，分2次服用。本方可補益心脾，適用於心脾虛損型早洩。

✤三子黃精湯

黃精、五味子、女貞子、金櫻子、桑螵蛸、牡蠣各30克，益

智、補骨脂各12克。水煎服。每日1劑，分2次服用。本方可益腎固精，適用於早洩。

❖芒果炒蝦仁

芒果100克，蝦300克，小尖椒6～8個，青豌豆50克。將蝦去皮、留尾，切半，用料理酒、鹽、水澱粉充分調勻；芒果切長滾刀塊；熱鍋中加植物油燒溫，放入蝦尾段；鍋中留底油，放入蔥薑末烹出香味，加入芒果、鹽稍炒，加入蝦、青豌豆，調味淋明油即可。本方可改善男性早洩症狀。

❖按摩腹部法

取仰臥位，先用右（或左）掌根揉神闕穴，以臍下有溫熱感為度，再用掌摩法摩小腹部，時間約5分鐘。每晚臨睡前空腹，將雙手搓熱，掌心左下右上疊放貼於肚臍處，逆時針做小幅度的揉轉，每次揉轉20～30圈，腹部按摩可起到溫養神闕穴的作用。

❖夫妻擠捏操

妻子將拇指放在龜頭的繫帶部位，食指放在龜頭冠狀緣的上方，輕輕地擠捏4秒鐘，然後鬆開，每分鐘擠捏1次，每晚4～5次，1週為1個療程。經過1～2個療程之後，便可將此擠捏操運用於性生活中，當男性將陰莖插入女性的體內前，女性先進行擠捏，待陰莖進入陰道片刻後，可將陰莖抽出再次進行擠捏，如此反覆。此法可有效改善男性的早洩症，當症狀有所改善之後，也可改為擠捏陰莖根部。

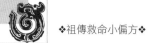

六、遺精

遺精是一種生理現象,是指不因性交而精液自行遺出。中醫將精液自遺現象稱遺精或失精。有夢而遺者名為「夢遺」,即做夢而遺。清醒時精液自行滑出者稱為「滑精」,由腎虛精關不固所致。西醫可見於包莖、包皮過長、尿道炎、前列腺疾患等。有夢而遺往往是清醒滑精的初起階段,夢遺、滑精是遺精輕重不同的兩種症候。

❖煮蓮子

新鮮帶蓮心的蓮子適量。將新鮮帶蓮心的蓮子10顆放入飯中蒸熟後嚼服;或將帶蓮心的蓮子20克,加水適量煎煮後食蓮子飲湯。每日2次,連服15天。蓮子為睡蓮科植物蓮成熟的種子,是常見的滋補之品,有很好的滋補作用。蓮子鹼有平抑性欲的作用,對於青年人夢多、遺精頻繁或滑精者,有良好的止遺澀精作用。

❖熟白果

白果10顆。將白果帶殼放入鍋中,用小火炒熟,取仁嚼服,每日2次,連食15天。白果又叫銀杏,性平、味甘、微苦、澀,略帶毒性,有斂肺平喘、止帶縮尿及化痰的功能,適用於遺精過多。外用則能「消毒殺蟲」。

❖韭菜炒胡桃肉

韭菜400克，胡桃肉（去皮）100克。上述材料用芝麻油炒熟食用，連用1個月。胡桃為補益中藥，有補腎固精、潤腸通便等作用。適用於腎虛腰酸足軟、陽痿遺精、肺虛久咳、腸燥便秘等症。

❖固精散

金櫻子50克，韭菜30克，五味子20克。以上藥材炒焦共研細末，備用。每晚睡前用淡鹽湯沖服20克。本方可益腎固精，適用於腎虛遺精。

或取龍骨、牡蠣各60克，韭菜90克，芡實、蓮梗各30克。共研細末，每次服6～9克，分2次服用，用開水沖服。

❖連桂湯

黃連、肉桂各3克，甘草6克。水煎服。每日1劑，分2次服用。本方可滋陰降火、交通心腎，適用於心腎不交型遺精。

❖梔芩龍膽湯

梔子、黃芩、龍膽草、木通、柴胡、川楝子、甘草各6克，白芍、生地黃、牡丹皮、五味子各10克。水煎服。每日1劑，分2次服用。本方可疏肝解鬱、清瀉相火，適用於相火熾盛型遺精。

❖五倍散

五倍子120克，茯苓、牡蠣各60克，荷葉45克。以上藥材共研細末，備用。每次服6克，日服3次，以淡鹽水送服。本方可清熱利水、止遺固精，適用於遺精。

❖黃連、煆牡蠣泡腳

取黃連、肉桂各6克，仙鶴草、煆牡蠣、煆龍骨各30克，知母、黃柏、五倍子、菟絲子各15克，加足水量煎煮，去渣後倒入盆內，趁熱將兩足浸泡於藥液中15分鐘，每晚臨睡前1次。每劑藥可煮沸後重複用1次，5日為1個療程。

❖按摩特效穴位

夢遺患者，多由相火過旺，而腎精素虧，或煩勞過度，心腎不交，或腎陰內爍而導致；若無夢而遺者，則因腎關不固，精竅滑脫，比有夢遺者更嚴重。

對本病的治療，需有恒心，並清心寡欲，戒除一切不良習慣，當以腎俞（在第2腰椎棘突下，旁開1.5寸處）、關元（正仰臥位，在下腹部前正中線上臍下3寸）為主穴，夢遺者配神門穴（仰掌取穴於手腕關節掌側，尺側腕屈肌腱的橈側凹陷處）。

按摩時，應用一手拇指指腹點按腎俞穴、關元穴、神門穴各1分鐘。

七、月經不調

月經不調也稱月經失調，是婦科常見病。表現為月經週期或出血量的異常，或月經前、經期時的腹痛及全身症狀。病因可能是器質性病變或是功能失常。許多全身性疾病如血液病、高血壓病、肝病、內分泌病、流產、宮外孕、葡萄胎、生殖道感染、腫瘤（如卵巢囊腫、子宮肌瘤）等均可引起月經失調。

❖玫瑰花膏

玫瑰花300朵。將玫瑰花去花蕊，水煎取濃汁，濾去渣，再煎，加紅糖500克製成膏，瓷瓶密閉，切勿漏氣。早晚沸水沖服。玫瑰花性甘、味微苦，可行氣解鬱、和血、止痛。本方適用於肝胃氣痛、月經不調、跌打傷痛。

❖山楂紅花酒

山楂30克，紅花15克，米酒250CC。將山楂、紅花洗淨後，放入酒中浸泡1週。每次30～45CC，每日2次，視酒量大小，以不醉為度。紅花可活血化瘀。本方適用於月經量少、紫黑有塊、腹痛、血塊排出後疼痛減輕。注意忌食生冷勿受寒涼。

❖益母草蜜飲

新鮮益母草120克（乾品減半），紅糖15克，蜂蜜20克。先將益母草揀雜，洗乾淨，晾乾，切成小段，放入砂鍋，加水煎2次，每次30分鐘，過濾去渣，合併2次濾汁，重新倒入砂鍋，再

用小火濃縮至300CC，調入紅糖，待溶化後稍涼涼，再加入蜂蜜，拌勻即可。早晚各服1次。

益母草能祛瘀生新、活血調經，是相當不錯的養顏美容、抗衰防老的中草藥。本方對氣滯血瘀所引起的月經延後、月經過少、月經不定期等症尤為適宜。

❖益母草月季花

川芎5克，當歸、生地黃、延胡索、雞血藤、益母草各9克，赤芍、月季花各6克。將上藥水煎服用，每日1劑，早晚分服。本品具有活血化瘀、清熱解毒的功效，適用於月經不調、閉經、崩漏等症。

❖楓樹皮湯

楓樹皮150克（去外表粗皮）。水煎服。每日1劑，分2次服用。用甜酒送服，連服1週。本方可活血調經、行氣止痛，適用於月經不調、經期紊亂。

❖益母膏

益母草500克（可加丹參60克）。以上藥材加水適量，煎2次（也可兩汁混合），再加紅糖適量，濃縮成膏，備用。每次服9克，日服2～3次，用開水沖服。本方可活血調經，適用於月經不調。

❖二花湯

月季花、玫瑰花各15克，益母草、丹參各25克。水煎服。每日1劑，分2次服用。本方有活血的功效，適用於月經不調。

❖先期湯

生地黃、赤芍、牡丹皮、茯苓、石斛、麥門冬各9克，黃芩6克。水煎服。每日1劑，分2次服用。每次月經前連服5劑。本方可清熱養陰、涼血止血，適用於月經先期。

❖二黃龜芍湯

龜甲、白芍、香附、黃芩、黃柏、陳皮各15克。水煎服。每日1劑，分2次服用。本方可養陰解鬱、清熱調經，適用於月經先期。

或取丹參、白芍、制香附各9克，柴胡6克。水煎服，每日1劑。用於月經先期而經量不多者，用之顯著有效。

❖健脾止血湯

黃耆、熟地黃各30克，黨參、山茱萸、當歸各15克，茺蔚子、麥門冬各10克，蒲黃5克，阿膠10克（烊化）。將前8味藥材加水煎3次。每日1劑，分3次服用。每次加入烊化後的阿膠，餐前溫服。本方可健脾益氣、固沖止血，適用於月經過多。

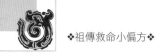

❖丹參末

丹參500克。晒乾研末，每晚臨睡前用黃酒送服，每次9克。適用於月經不調。

❖二根湯

墨旱蓮、白茅根各30克，苦瓜根15克，冰糖適量。將前3味藥材洗淨、切碎，加水煎服。每日1劑，分2次服用，加入冰糖服之，或代茶飲用。本方可涼血止血、清熱解毒，適用於月經過多。或取綠茶3克，蓮花（取含苞待放的蓮花蕾）20克，甘草5克。水煎取汁，代茶頻飲或日服3次。咽乾口燥者可加蜂蜜服用。

❖歸芎益母湯

當歸60克，川芎10克，益母草45克。水煎服。每日1劑，分3次服用，或代茶頻飲。本方可補血調理、活血和血、行氣止痛，適用於月經過少。

❖桃仁丹參湯

丹參15克，桃仁、紅花各10克，當歸、川芎、香附各6克。水煎服。每日1劑，分2次服用。本方可活血化瘀，解鬱通經，適用於月經過少。

❖白刺莧、決明子方

白刺莧（鮮品）150～180克、決明子（乾品）30克，可以直接煎服；與豬小排或豬小腸燉半小時效果更佳。由於決明子較小，宜先將其裝在紗布袋中，再與豬小排燉煮。通常每日服1～2劑，連服3天即可，以後視病情需要再判斷是否繼續服用。適用於白帶異常。

白刺莧是一種野生植物，樣子與莧菜完全一樣，只不過全株長滿了斜刺。藥用時使用其頭部與根部。本方無副作用，正常人服用亦有保健效果。

❖益母草湯

益母草45克，當歸30克。加水、酒各半，煎服，適用於月經不調。

❖芙蓉花湯

8～12朵山芙蓉花（乾的、新鮮的均可），以5碗水煮成2碗，早晚服用。經期或平時皆可服，輕症2劑，重者4劑即可見效。加9克的益母草則效果更理想。如無花朵，山芙蓉的莖、葉也可以使用，每次使用30～60克。本方適用於月經過多。

山芙蓉花除了能治本症外，對於白帶過多亦有效。

❖當芎湯

當歸30克，肉桂9克，川芎12克，炙薑15克，以4碗水用中火

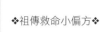

煎至2碗，早晚飯前服用，每次月經乾淨後2～3天服用，大約服2劑即可。在飯前服用較好，不過，胃不太好者則以飯後為宜。適用於月經不調。本方亦可採取燉的方式，先將藥以清水浸泡1～2小時再燉，不過水的分量則應減少，通常水沒過藥草即可。燉時可加點排骨或瘦肉。吃素者可改為加雞蛋；燉的時間為20分鐘左右。

❖蔥白生薑敷法

　　將蔥白100克、生薑50克、鹽250克共搗爛後一起炒熱，用乾淨布包好敷於氣海穴（在腹中線臍下1.5寸處），每日2次。適用於月經不調。

❖藕汁配黃酒

　　鮮藕兩段，側柏葉60克。搗爛取汁，加黃酒適量，每日1劑，分2～3次服用，主治代償性月經。

❖酒燉月季花

　　月季花30克。水煎服，或將月季花的根30克洗淨，加酒燉服。本方適用於月經不調。

八、痛經

痛經是指婦女在經期及其前後出現小腹或腰部疼痛，甚至痛及腰骶。隨月經週期而發，嚴重者可伴噁心嘔吐、冷汗淋漓、手足厥冷，甚至昏厥，給工作及生活帶來嚴重影響。

目前臨床上常將其分為原發性和繼發性兩種。原發性痛經多見於青春期少女、未婚及已婚未育者；繼發性痛經則多因生殖器官有器質性病變所致。

✤山楂紅糖湯

山楂25克，葵花子15克，紅糖30克。先將山楂、葵花子一同放在鍋內炒，以葵花子炒香炒熟為度；再加水，熬成濃汁後，將紅糖放入熬化即可。每次於經前1～2天服用，連服2～3劑。本方適用於血瘀為主的痛經。

✤當歸生薑羊肉湯

當歸24克，生薑30克，羊肉200克。將羊肉洗淨切塊，同當歸、生薑一起燉熟，吃肉飲湯，經期每日1劑。當歸可補血活血，調經止痛，潤腸通便。本方適用於眩暈心悸、月經不調、經閉痛經、虛勞有寒痛經，或寒疝腹痛等症。

✤延胡索煎劑

延胡索10克，當歸24克，紅花9克，香附6克。所有藥材水煎2次，合併藥液，早晚分2次服用，每日1劑。延胡索味辛、性微

溫，可活血、利氣、止痛，用於胸脅、脘腹疼痛，經閉痛經。本方適用於氣滯血瘀之痛經、月經不調。

❖紅花米酒煎劑

　　紅花18～30克，米酒300CC。用米酒煎紅花，煎至約150CC，分2次服用。若疼痛不減，再服1劑。紅花適用於婦女腹中刺痛有瘀血者，症見月經色黑，有血塊，瘀血下則疼痛減輕。

❖香油炸麵丸

　　白麵、紅糖、鮮薑各150克，放在一起搗碎調勻，將其揉成丸狀，用香油炸熟吃。經期前3天服用，每日服3次，可服3～5天。輕者1個經期，重者3個經期即好。本方適用於痛經。

❖維生素B 6加蜜牛奶

　　維生素B6和加入蜂蜜的牛奶可減輕婦女痛經之苦。建議婦女在經期前後服用維生素B6，睡前最好喝1杯加蜂蜜的熱牛奶。

❖小茴香茶

　　小茴香10克，生薑3片。水煎後分2次服用。在月經來前的3～5日開始服用，每日1劑，連服3～5劑，可連用3～5個經期。經期忌食魚腥和生冷食品。

❖益母草方

　　益母草60克。水煎服。或用益母膏，每日2次，每次服1勺，

以開水或紅糖水調服，適用於痛經。

✿香附丹芍湯

　　香附、丹參、白芍、益母草各9克，先以3碗水浸泡半小時，放火上煮開後倒出藥液，藥渣再用2碗水煎成1碗，將前後藥液混合後分成4份，3餐飯前各服1碗，睡前1小時再服1碗。經痛時服用，最好是在行經後1週內服用2～3劑，病情較重者可服3～5劑。如果服本方2～3劑後仍未見效，則宜到醫院作進一步檢查，因為對某些腫瘤患者本方可能無效，而這類病又常會造成月經失調。

✿紅糖方

　　鮮薑（乾品減半）、紅糖各15克。水煎溫服。

　　艾葉6克，紅糖15克。水煎服。最好在經期腹痛前先服1～2劑，痛時續服。以上兩方適用於經期小腹疼痛。

　　紅糖500克，薑150克。薑洗淨切成碎末，與紅糖拌勻（不加水），放蒸鍋內蒸20分鐘。每月月經前3～4天開始服用，每日早晚各1勺，用溫開水沖服，連服2劑。

　　韭菜250克。先將韭菜洗淨，然後甩掉水分，再用涼開水沖洗兩遍，切成段；放在果汁機中加半碗水或1碗水打汁，然後用紗布將韭菜汁濾出備用；另外取2～3勺紅糖加半碗水煮開，關火後再將打好的韭菜汁沖進煮沸過的紅糖水中，立即飲用，1次喝完最好，如1次喝不完可等半小時後再喝。在發病時每日1次，連續用2～3天即可。每次服用之後，可趴著小睡一會，或者俯臥

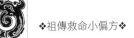

片刻。如果是在外面，一時用具不全，也可以將紅糖與韭菜放在塑膠袋中搓至出水，然後飲用其汁液也有效，要注意韭菜務必洗淨。

❖益母草香附水泡腳法

取益母草、香附、乳香、沒藥各20克洗淨，一同放入鍋中，加清水適量，浸泡20分鐘，煎數沸，取藥液與100CC沸水同入腳盆中，趁熱薰蒸，待溫度適宜時泡洗雙腳，每日2次，每次40分鐘。本方具有溫經散寒、活血止痛、理氣散結的功效，適用於痛經。

❖艾葉益延水泡腳法

取艾葉、益母草、延胡索各20克。將以上藥材洗淨，一同放入鍋中，加清水1000CC，煎沸10分鐘後，將藥液倒入腳盆內，待溫度適宜時浸泡雙腳，每日1次。月經前1週開始治療至經期停止，也可每日1劑，頭煎內服，2、3煎泡腳。本法適用於痛經。

❖敷白藥

雲南白藥適量。以米酒調為稀糊狀，填於肚臍處，外用膠布固定，並可用熱水袋熱熨肚臍處，每日2～3次，每次10～15分鐘，藥糊每日換1次，連續3～5天。本法適用於痛經。

九、月經過少

月經過少是指月經週期正常，月經量明顯減少（＜20CC），或經期不足兩天，甚至點滴即淨者，又稱「經量過少」、「經少」等。西醫認為其病因為子宮發育不良、性腺功能低下及計劃生育手術導致月經過少。中醫認為其病因為精虧血少，沖任虧虛，經血乏源；或者瘀血內停，痰濕阻滯，沖任壅塞，血行不暢。

✤當歸黃耆阿膠湯

當歸、黃耆、何首烏各15克，阿膠12克。所有藥材水煎服。當歸味甘、辛、微苦，性溫，香鬱行散，具有補血、活血、調經止痛、潤腸通便的功效。本方適用於血虛、頭暈眼花、形瘦、面色淡黃、經色淡等症狀的月經過少者。

✤枸杞燉羊肉

羊腿肉400克，枸杞30克。羊肉整塊用沸水煮透，放冷水中洗淨血沫，切塊；鍋中油熱時，加入羊肉塊、薑片煸炒，烹入料理酒熗鍋，翻炒後倒入枸杞、清湯（2000CC）、低鈉鹽、蔥，燒沸，去浮沫，小火煮1～1.5小時，待羊肉熟爛，去蔥、薑，入雞精粉調味。枸杞可補腎養血。本方適用於腎陽虧虛而致月經少或點滴不淨，色淡紅或暗紅，質稀，腰膝酸軟。

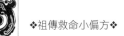

🌀 十、不孕

育齡夫婦性生活正常，同居、未避孕，2年內從未妊娠者為不孕。中醫認為女子不孕多由先天稟賦不足，或腎陰不足、胞宮虛冷；或素體虛弱，陰血不足，胞脈失養；或情志不暢，肝氣鬱結，氣血失和；或素體肥胖、恣食膏粱厚味，脾腎陽虛，蘊生痰濕，氣機阻滯，沖任不通；或血瘀凝結，積於胞中等引起。

❖益母草紅糖膏

新鮮益母草1000克，紅糖適量。益母草洗淨，切段，水煎50分鐘，去渣，加紅糖，繼續用溫火煎熬成膏狀。每日服5次，每次1湯匙。注意：寒證（手腳涼、怕冷等）煎藥時加紅糖，如為熱證（易口渴、便乾等）加白糖。益母草性微寒，味苦辛，可祛瘀生新、活血調經，是歷代醫家用來治療婦科疾病之藥。

❖枸杞肉丁

豬肉250克，枸杞15克，番茄醬50克。豬肉洗淨後切成小丁，用刀背拍鬆，加酒、鹽、水澱粉拌勻，醃漬15分鐘後，灑上乾澱粉，用六七分熱的油略炸後撈出，待油熱後再炸並撈出，油沸再炸至酥；枸杞磨成漿調入番茄醬、糖、白醋，製成酸甜鹵汁後倒入餘油中炒透，投入肉丁拌勻即可。

枸杞味甘、性平，具有補氣強精、滋補肝腎、暖身體的功效。本方適用於陰虛之不孕患者。

十一、乳腺炎

乳腺炎是指乳腺的急性化膿性感染，多見於婦女哺乳期，尤其是產婦。乳腺炎的危害是較大的，初起時乳房腫脹、疼痛，腫塊壓痛，表面紅腫，發熱；如繼續發展，則症狀加重，乳房搏動性疼痛。嚴重乳腺炎患者可伴有高熱，乳房腫痛明顯，局部皮膚紅腫，有硬結，患側腋下淋巴結腫大。

❖蒲公英地丁湯

蒲公英50克，地丁20克，露蜂房10克。上述藥材水煎，去渣取藥液，再煎1次，合併藥液，分2次服用，每日1劑。蒲公英可清熱解毒、消腫散結，適用於乳腺炎熱毒熾盛者。

❖金針菜燉豬蹄

乾金針菜50克，豬蹄200克，清湯、料理酒、低鈉鹽、雞精粉、薑片、蔥段各適量。將泡好的乾金針菜去根，洗淨，切段；將豬蹄去毛洗淨，放入沸水鍋中煮5分鐘，撈出；起火上鍋，放入豬蹄、清湯、料理酒、低鈉鹽、薑片、蔥段，用大火燒沸後，改用小火煨燉，大約1小時後，放入金針菜段，燒至肉爛時，放入雞精粉，即可出鍋。

❖桃仁湯

大黃、赤芍、桃仁各15克。水煎服，每日1劑，分2次服用。一般服藥1～3劑即可治癒。本方可通便泄熱，適用於急性乳腺炎

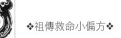

無潰破者。

❖仙人掌貼敷法

取新鮮仙人掌或仙人球適量，除去表面的刺和絨毛，搗泥，敷於乳房患處，上蓋紗布，每日更換數次，使敷料保持濕潤，至紅腫消退為止。本法適用於急性乳腺炎引起的乳房紅腫脹痛。

❖黃菊花蚤休金銀花外敷法

黃菊花、蚤休、金銀花各適量。以上藥材共研末，用醋調勻，外敷患處，用紗布覆蓋並固定，每日3次。本法適用於乳腺炎、腮腺炎。

❖新鮮葡萄葉外敷法

新鮮葡萄葉洗淨，搗爛為泥。敷於乳房周圍，用紗布包好。每4小時換藥1次，數次可癒。本法適用於乳腺炎初期。

❖鮮大蔥

先用蔥白200克煎湯，用毛巾浸泡藥液，熱敷乳房20分鐘，再將蔥白250克搗爛敷患處，每日2次。本法可發表通陽，解毒散結，適用於哺乳期急性乳腺炎。

❖按揉腫塊

坐位，以潤滑油或滑石粉作為推拿介質。用健康一側手指抵住乳房腫塊，順時針方向輕輕按揉5分鐘。每日2～3次。用雙

手的四指托住乳房，雙手的拇指在腫塊上向乳頭方向交替地抹、推、揉，使乳汁從乳腺口流出。每日2～3次。

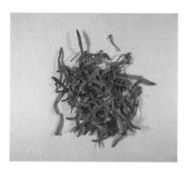

金針

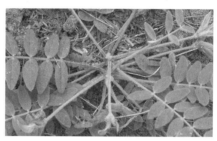

地丁

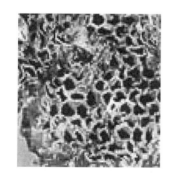

露蜂房

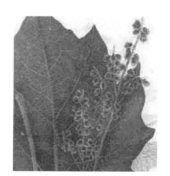

大黃

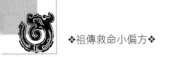

十二、急、慢性骨盆腔炎

盆腔炎是指女性骨盆腔生殖器官炎症及周圍結締組織和骨盆腔腹膜發生炎症反應的統稱，包括子宮體炎、輸卵管卵巢炎、骨盆腔結締組織炎及骨盆腔膜炎等，為婦科常見病之一。骨盆腔炎常見的發病原因為分娩及流產後的感染，性生活、經期性交等均可導致病原體的侵入而引起炎症。

❖金蕎麥煎劑

金蕎麥45克，土茯苓30克，敗醬草25克。所有藥材水煎內服，每日1劑，分2次服用，適用於慢性骨盆腔炎、陰道炎等。

金蕎麥可清熱解毒，適用於肺膿瘍、咽喉腫痛、風濕性關節痛。

❖白芍蒲公英

當歸、木通各12克，白芍18克，桂枝9克，細辛3克，甘草6克，萆薢15克，蒲公英30克，金銀花24克，紅棗3顆。每日1劑，水煎服。1劑水煎2次，取汁400CC，早晚分別服用，10天為1個療程。本方可溫經散寒、養血通絡、清熱解毒、利濕，適用於慢性骨盆腔炎。

❖桃仁紅花湯

桃仁、紅花各10克，生地黃20克，米100克，白糖適量。將桃仁、紅花、地黃用乾淨紗布包好，與米同入鍋，加清水共煮，

粥煮熟後去藥包，調白糖煮沸即可。本方適用於急性血瘀型骨盆腔炎，症見小腹疼痛明顯、腰部疼痛、有下墜感、肛門排便感、白帶黃或黃赤。

✤蒲公英湯

蒲公英25克，紫花地丁30克，鴨蹠草20克。所有藥材水煎2次，合併藥液，分2次服用，每日1劑。本方可清熱解毒，適用於慢性骨盆腔炎。

✤蓮子排骨湯

蓮子40克，芡實30克，枸杞20克，懷山藥25克，豬排骨200克。將豬排斬成大塊，用沸水焯一下，洗去浮沫，與蓮子（去心）、芡實（去雜質）、懷山藥、枸杞一起放入砂鍋中，加水、料理酒、低鈉鹽、胡椒、薑、蔥等，用中火燉1小時，再加少量雞精粉調味，即可食用。

枸杞可補益肝腎精血；蓮子、芡實清心和胃、固澀下焦，止帶下；懷山藥健脾益氣，以實坤宮；豬排骨能夠堅筋骨而益腎。本方對於肝腎不足、濕熱下注的骨盆腔炎患者康復有非常好的療效。

✤白花蛇舌草

白花蛇舌草50克，入地金牛9克，穿破石15克。每日1劑，水煎服，適用於骨盆腔炎。

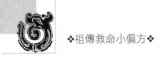

❖赤芍、蒲公英外洗法

取赤芍10克,蒲公英15克,敗醬草20克。將赤芍、蒲公英、敗醬草洗淨,放入鍋內,加適量水,煎煮約半小時,取汁100~150CC,經陰道灌入。每日1次,5次為1個療程。最多用2個療程,經期間暫停使用本方。

❖黃柏紅藤

黃柏、蒼朮、香附各12克,紅藤、敗醬草、生薏仁各30克,白芍20克,甘草8克。水煎服,每日1劑,分3次服用。本方可清熱燥濕、活血清帶,適用於慢性骨盆腔炎。

❖大黃、牡丹皮、桃仁藥外敷法

取大黃300克,牡丹皮200克,桃仁150克,冬瓜100克,芒硝120克。將前4味藥材共研為末,分3份,用時取1份,加米醋拌勻,拌入芒硝40克,裝入布袋後放鍋內蒸熱,熱敷於小腹,藥袋上加熱水袋,溫度以熱而不燙為宜,每日早晚各敷40分鐘,每袋用2~3日,6~9天為1個療程,4~5療程為宜。

❖大黃外敷法

大黃100~200克。研細末,以米醋調成糊狀,直接敷於下腹部,保持濕潤,隨時可以加醋,適用於濕熱蘊結型慢性骨盆腔炎,腰腹疼痛,帶下量多、色黃。每天再以大黃30克水煎液沖洗陰道,並保留灌腸。

❖芒硝大蒜泥外敷法

　　芒硝100克（細末）、大蒜泥50克，加入少量溫水，調成糊狀，紗布包好，敷貼於下腹疼痛處，20分鐘後皮膚潮紅即取下。本法適用於急、慢性骨盆腔炎，症見腰腹疼痛，帶下量多、色黃，尿黃便秘。

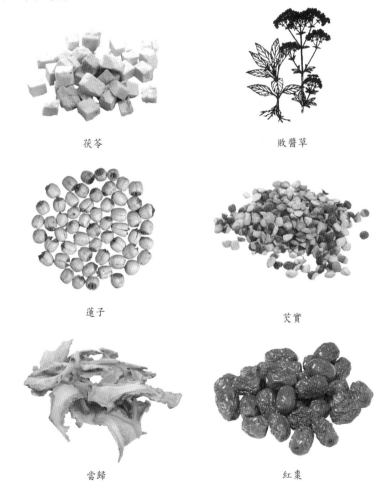

茯苓

敗醬草

蓮子

芡實

當歸

紅棗

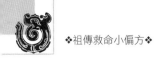

🌀十三、陰道炎

陰道炎是陰道黏膜及黏膜下結締組織的炎症,是婦科門診常見的疾病。正常婦女的陰道對病原體的侵入有自然防禦功能,但當陰道的自然防禦功能遭到破壞,病原體則易於侵入,從而導致陰道炎症。幼女及絕經後婦女由於雌激素缺乏,陰道上皮薄,細胞內糖原含量減少,陰道抵抗力低下,易受感染。

❖百部烏梅湯

百部15克,烏梅30克,白糖適量。將百部和烏梅加適量清水煎煮,煎好後去渣取汁,加入適量白糖煮沸。趁熱服用,分2～3次服完,每日1劑,連用3～5日。

烏梅可清熱利濕、殺蟲,適用於濕熱型滴蟲性陰道炎,症見帶下黃稠、有異味,陰癢明顯。

❖黃柏湯

黃柏100克,甘草、花椒、白芷各50克。以上藥材加水1500CC,煎至1000CC,倒出藥液,待藥溫適宜時,坐浴20～30分鐘。每日1劑,早、晚各1次。本方可清熱解毒、祛風止癢,適用於老年人陰道炎。

❖馬齒莧白果雞蛋湯

取3顆雞蛋打碎,取蛋清,把鮮馬齒莧60克、白果仁7個混合搗爛,用雞蛋清調勻,用剛煮沸的水沖好,空腹服用,每日1

劑，連服4～5日。馬齒莧可清熱解濕、止帶，適用於細菌性陰道炎，症見濕熱下注、白帶黃稠、小便黃。

❖懷山魚鰾瘦肉湯

懷山藥30克洗淨，豬瘦肉250克洗淨，切塊；魚鰾15克用水浸發，洗淨，切絲；把全部用料放入鍋，加清水適量，大火煮沸後，改小火燉2小時，調味食用。懷山藥可滋陰補腎、澀精止帶，適用於老年人陰道炎，證屬肝腎陰虛，症見腰酸腳軟、頭暈耳鳴、帶下不止，也適用於產後血虛、眩暈。

❖茶包外敷法

茶包中的單寧酸具有止癢的作用，可緩解陰道炎的炎症。用沸水沖泡茶包，泡開後放進冰箱裡冷卻後敷在患處即可。

❖連翹汁塞陰道法

連翹100克，放砂鍋中加水600～700CC，煎取200CC，過濾去渣，溫度適宜時用小塊無菌紗布浸藥汁後塞入陰道。每日1次，每次保留3～4小時，連用至癒。

❖甘草汁熏法

將甘草30克用水煮約20分鐘後，去渣取液即可，熏洗外陰部。本方可有效減輕陰道炎炎症。

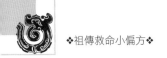

❖五倍子石榴皮熏法

五倍子、石榴皮、蛇床子、白鮮皮、黃柏各24克，枯礬6克。將以上藥材水煎，去渣取液。熏蒸、坐浴和沖洗外陰、陰道15分鐘，每日2次，連用6天為1個療程。本法適用於滴蟲性陰道炎。

❖苦參茶熏法

綠茶25克，苦參150克。將綠茶、苦參加入水1500CC共煮10分鐘後，趁熱先熏後洗患處（也可酌情加少量明礬）。每天使用1次。苦參茶能夠清熱瀉火，有效緩解陰道炎的不適症狀。

❖大蒜汁療法

將大蒜洗淨，搗爛取汁，紗布消毒後用大蒜汁浸透，然後將其塞入陰道內30分鐘，每日1次。因其刺激性強，易灼傷黏膜，所以陰道以蒜汁施治應在醫生指導下進行。大蒜汁可有效殺滅真菌，局部外用效果也不錯。

❖苦參龍蛇湯

苦參、蛇床子、龍膽草、夏枯草、梔子、黃柏、白頭翁、蒲公英各40克，白礬20克。以上藥材加清水2500CC，煎至2000CC，倒出藥液，坐浴熏洗（先熏後洗，再坐浴）陰道20分鐘，每日1劑，早、晚各1次。本方可清熱利濕、殺蟲止癢，適用於滴蟲性陰道炎。

十四、子宮頸炎

子宮頸炎是育齡婦女的常見病，有急性和慢性兩種。急性子宮頸炎常與急性子宮內膜炎或急性陰道炎同時存在，實際生活中以慢性子宮頸炎多見。其症狀主要表現為白帶增多，呈黏稠的黏液或膿性黏液，有時可伴有血絲或夾有血絲。急性子宮頸炎白帶呈膿性，伴下腹及腰骶部墜痛，或有尿頻、尿急、尿痛等膀胱刺激證。慢性子宮頸炎是由月經和性生活對子宮頸的刺激所致。

❖野芝麻湯

野芝麻15克。洗淨，放入鍋中，加水適量，水煎服，每日1劑，分2次服用。野芝麻可治肺熱、咯血、血淋、白帶、月經不調、跌打損傷、子宮頸炎。

❖天花粉梔子蘆根湯

天花粉、梔子各15克，蘆根、綠豆各30克。所有藥材水煎內服，每日1劑，分2次服用。天花粉可清熱解毒，利濕。本方適用於子宮頸炎濕熱證，症見小便短赤、澀痛等。

❖雞冠花瘦肉湯

雞冠花20克，瘦豬肉100克，紅棗（去核）10顆。將雞冠花、紅棗、豬瘦肉洗淨；把全部用料一起放入砂鍋，加入適量清水，大火煮沸，改小火煮30分鐘，調味即可。雞冠花有白色、紅

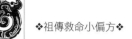

色兩種，白色的以滲濕清熱為主，治白帶；紅色的除清熱利濕外，還能治赤白帶，使用時可按症候不同選用。本方具有清熱利濕止帶的功效。

❖赤石脂海螵蛸散

赤石脂、海螵蛸各18克。兩藥材共研成細末。每次服3克，每日3次，適用於子宮頸炎、赤白帶下。

❖兒茶參柏散

兒茶、苦參、黃柏各25克，白礬20克，冰片5克。先將兒茶、苦參、黃柏洗淨乾燥後粉碎，過120目篩。另將白礬、冰片研成細末，與以上藥粉混匀，儲存於瓶中備用，密封好勿漏氣。同時每取本藥5克，用麻油調成糊狀。上藥時，先用乾棉棒擦拭陰道，再將帶線棉球蘸已調好的藥糊，放在糜爛面上。24小時內將棉球取出。每隔2天上藥1次。本方可清熱利濕、收斂活血，適用於子宮頸糜爛。

❖兒茶塗抹法

取兒茶適量研細末，用溫水加3克鹽化開後，沖洗子宮頸，然後將藥末均匀地塗撒患處，每日1次，5天為1個療程，適用於子宮頸炎。

❖五倍子塗抹法

取五倍子、枯礬各一份研細末，加甘油調成糊狀，用棉棒蘸

藥粉塗子宮頸管口內外，每日1次，15次為1個療程。病較重者可連用1個療程。月經時，可以暫停用藥。本法適用於慢性子宮頸炎。

❖雞蛋清塞子宮頸法

雞蛋清適量。子宮頸部位用生理鹽水擦拭乾淨，用雞蛋清塗抹患處，然後再用蘸滿蛋清的帶線棉球塞子宮頸處，次日取出，連用5天為1個療程。本法適用於子宮頸糜爛有出血者。

❖金銀花甘草塞陰道法

取金銀花、甘草各等量研細末，先用溫鹽水將陰道分泌物沖洗乾淨，用帶線的藥棉蘸藥末放入陰道，每晚1次，12小時後拉出藥棉，5天為1個療程。本方可清熱解毒，適用於子宮頸炎。

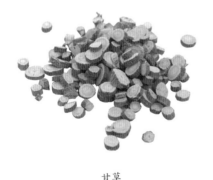

甘草

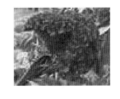

雞冠花

🌀 十五、卵巢囊腫

卵巢囊腫屬卵巢腫瘤的一種，各種年齡均可患病，但以20～50歲的女性最為多見。卵巢腫瘤是女性生殖器的常見腫瘤，有各種不同的性質和形態，其中以囊性腫瘤多見，惡性病變的程度很高。早期診斷困難，確診時70%已屬晚期，很少能得到早期治療，5年生存率始終徘徊在20%～30%，是嚴重威脅婦女生命的幾種惡性腫瘤之一。

❖菱角薏仁花膠粥

菱角500克、生薏仁100克、花膠（魚肚）150克、陳皮2克、黏米適量、低鈉鹽少許。所有材料洗淨，菱角去皮，砂鍋內加適量清水，先用猛火煲至水沸，然後放入以上材料，等水再沸起，改中火煲至黏米成稀粥，低鈉鹽調味，即可食用。薏仁可健脾祛濕、解毒散結、滋養肝腎；菱角是強健身體而不燥熱的食品。婦女患上卵巢囊腫等生殖系統腫瘤病症可用此方法食療。

❖白芥子昆布湯

白芥子、昆布、白茯苓各12克，皂角刺、當歸、白芍、絞股藍各10克，穿山甲、路路通各6克。每日1劑，水煎服，15日為1個療程，連用1～2個療程。陽虛者，加制附子、肉桂；氣虛者，加黨參、黃耆；月經量多者，加三七、炒蒲黃；黃帶者，加紅藤、敗醬草；腹脹痛者，加元胡、川楝子；超音波檢查顯示囊壁厚，內有回聲者，加海藻，水蛭。此方對治療卵巢囊腫非常有

效。

❖山楂木耳紅糖羹

山楂100克、黑木耳50克、紅糖30克。山楂水煎約500CC去渣，加入泡發的黑木耳，小火燉爛，加入紅糖即可，可服2～3次。山楂可活血散淤、健脾補血。本方適用於子宮肌瘤、卵巢囊腫、月經不暢。

❖良性卵巢囊腫外敷療法

取一些三七花搗爛，敷在左側血海穴和右側中封穴上，外面用紗布和膠布固定，每天晚上貼，次日早晨揭下。用三七花敷左側血海穴可削弱脾氣的力量；而敷貼中封穴則可直接給肝補氣。卵巢囊腫產生的根本原因是脾氣過旺導致肝氣虛弱。三七花色青，最能補肝。

❖卵巢保養按摩方

找到踝關節上的三陰交，踝關節旁邊的照海穴，自己用食指在這些穴位上點按，每天2～3次，每次20分鐘，可促進女性內分泌和生殖系統功能的改善。

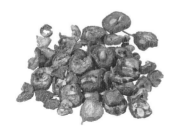

山楂

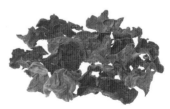

黑木耳

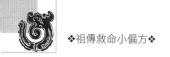

十六、更年期綜合症

更年期綜合症是由雌激素分泌量下降而引起的一系列症狀。更年期婦女由於卵巢功能減退，垂體功能亢進，分泌過多的促性腺激素，引起自主神經功能紊亂，從而出現一系列程度不同的症狀，如月經變化、面色潮紅、心悸、失眠、乏力、抑鬱、多慮、情緒不穩定、易激動、注意力難以集中等，稱為更年期綜合症。

❖益智仁粥

益智仁5克，糯米50克，低鈉鹽適量。益智仁研末；糯米煮粥，然後調入益智仁末，加低鈉鹽適量，稍煮片刻。每日早晚餐溫熱服。益智仁可補腎助陽、固精縮尿。本方適用於婦女更年期綜合症以及老年人脾腎陽虛、腹中冷痛、尿頻、遺尿等。陰虛血熱者忌服。

❖蓮芡粥

蓮子（去心）、芡實（去殼）各60克，鮮荷葉1片。上述材料洗淨，鮮荷葉撕成小片，與適量糯米煮粥，也可加適量砂糖服食。蓮子味甘、性平，具有補脾止瀉、益腎固精、養心安神等功效。芡實自古就是永葆青春活力、防止未老先衰的良物。本方適用於更年期綜合症、心煩、失眠。

✤決明子湯

決明子、紫地榆、帶皮的桑枝各20克。在以上藥材中加入2碗水，煎20～30分鐘，煎至量為1碗時即可飲用。連服3～4個月。本方在月經停止、身體感到異常時即可用。

✤糯米靈芝粥

糯米、靈芝各50克，小麥60克，白砂糖30克。將糯米、小麥、靈芝洗淨，再將靈芝切成塊，放入砂鍋內，加水1碗半，用小火煮至糯米、小麥熟透，加白砂糖即可。每日1次，一般服5～7次有效。靈芝可養心、益腎、補虛。本方適用於婦女心神不安、更年期綜合症。

✤浮小麥湯

浮小麥20克，甘草9克，紅棗6枚。水煎溫服。每日2次，適用於婦人臟燥症，（即歇斯底里）、悲傷欲哭、神經性心悸、怔忡不安、失眠等。

✤赤神曲湯

赤神曲、香附、乳香各一份。將以上藥材共研細末。每次3克，用溫黃酒送服，每日3次。適用於更年期腹痛。

✤白芍薄荷湯

白芍15克，牡丹皮、梔子、柴胡、白朮、茯苓、當歸各

10克，薄荷5克，甘草、生薑各3克。將以上藥材用清水洗淨後，置於容器中，加水800CC，煮至200CC，濾出藥液後再加水700CC，煎煮至160CC，2次藥液共360CC。每日3次，每次120CC，飯前半小時服下，20天為1個療程，休息7天後再服1個療程，3個療程即可見效。本方適用於婦女更年期綜合症。

❖女貞子首烏水泡腳法

女貞子、制首烏各50克，苦丁茶15克洗淨，一同放入鍋中，加清水2000CC，煎至水剩1500CC時，濾出藥液，倒入腳盆中，先薰蒸，待溫度適宜時泡洗雙腳，每晚臨睡前泡洗1次，每次40分鐘，15天為1個療程。本法適用於婦女更年期綜合症。

❖白蘿蔔合歡水泡腳法

取白蘿蔔250克，合歡皮、夜交藤各50克；將白蘿蔔切片，與另兩味藥材同入藥鍋，加清水適量，煎煮30分鐘，去渣取汁，與2000CC沸水一起倒入盆中，待水溫適宜時泡洗雙腳，每日2次，每次40分鐘，15天為1個療程。本法適用於婦女更年期綜合症。

❖柴胡白芍水泡腳法

取柴胡、白芍、香附各15克，枳殼、鬱金各30克，陳皮、木香各9克洗淨，一同放入鍋中，加清水2000CC，煎至水剩1500CC時，濾出藥液，倒入腳盆中，先薰蒸，待溫度適宜時泡洗雙腳。每晚臨睡前泡洗1次，每次30分鐘，20天為1個療程。本法適用於

婦女更年期綜合症。

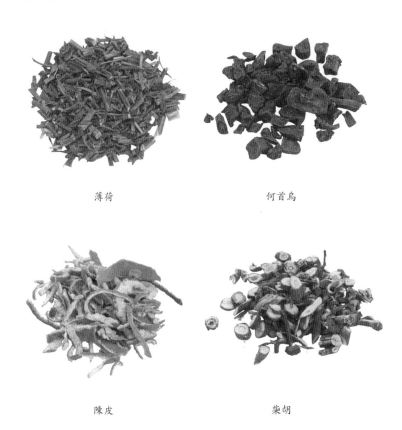

薄荷　　　　　　　　　　何首烏

陳皮　　　　　　　　　　柴胡

附錄：穴位圖

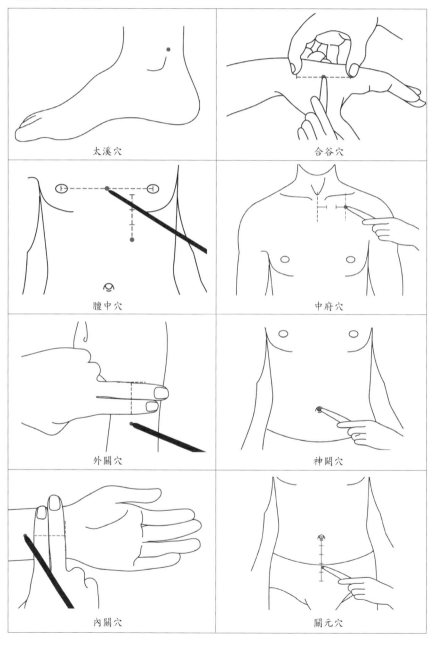

太溪穴

合谷穴

膻中穴

中府穴

外關穴

神闕穴

內關穴

關元穴

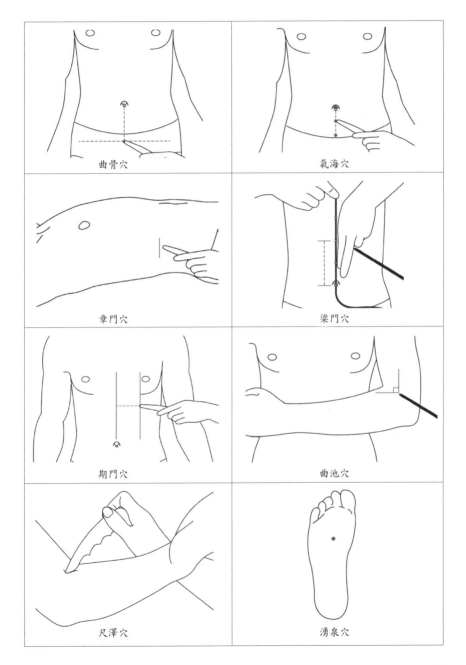

曲骨穴　　　　　　　　　　　氣海穴

章門穴　　　　　　　　　　　梁門穴

期門穴　　　　　　　　　　　曲池穴

尺澤穴　　　　　　　　　　　湧泉穴

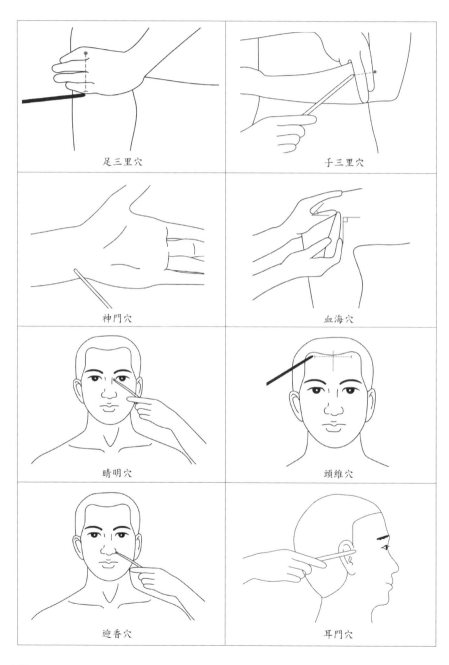

足三里穴

手三里穴

神門穴

血海穴

睛明穴

頭維穴

迎香穴

耳門穴

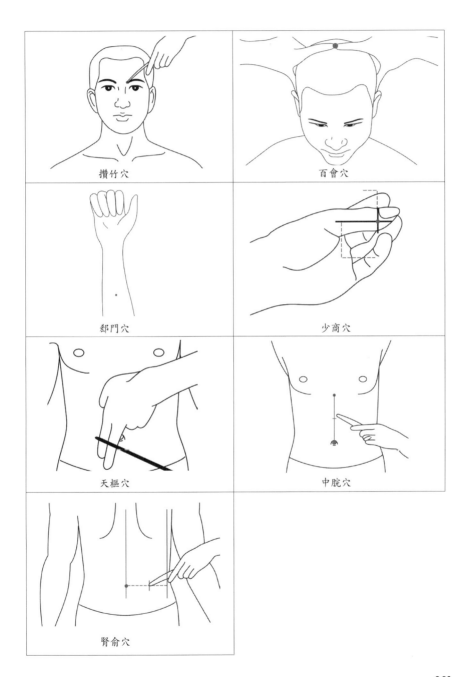

攢竹穴

百會穴

郄門穴

少商穴

天樞穴

中脘穴

腎俞穴

國家圖書館出版品預行編目資料

祖傳救命小偏方 / 吳曉青醫師作. --初版. --
新北市：華志文化，2016.02
面； 公分. --（醫學健康館：04）

ISBN 978-986-5636-48-7（平裝）
1.偏方

414.65　　　　　　　　　　　　　105002958

系列／醫學健康館０／０／４
書名／祖傳救命小偏方

日　華志文化事業有限公司

作　者　吳曉青醫師
執　行　編　輯　林雅婷
美　術　編　輯　黃美惠
封　面　設　計　黃雲華
文　字　校　對　陳麗鳳
企　劃　執　行　康敏才
總　編　輯　黃志中
社　長　楊凱翔
出　版　者　華志文化事業有限公司
電　子　信　箱　huachihbook@yahoo.com.tw
地　址　116台北市文山區興隆路四段九十六巷三弄六號四樓
電　話　02-22341779
印　製　排　版　辰皓國際出版製作有限公司

總　經　銷　商　旭昇圖書有限公司
地　址　235新北市中和區中山路二段三五二號二樓
電　話　02-22451480
傳　真　02-22451479
郵　政　劃　撥　戶名：旭昇圖書有限公司（帳號：12935041）

出　版　日　期　西元二○一六年四月初版第一刷
售　價　二四○元

本書由山西科學技術出版社獨家授權台灣華志出版

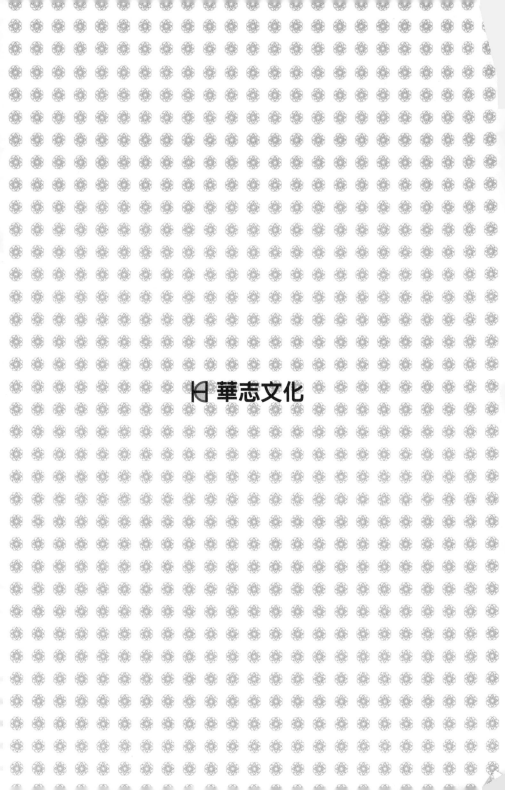

華志文化

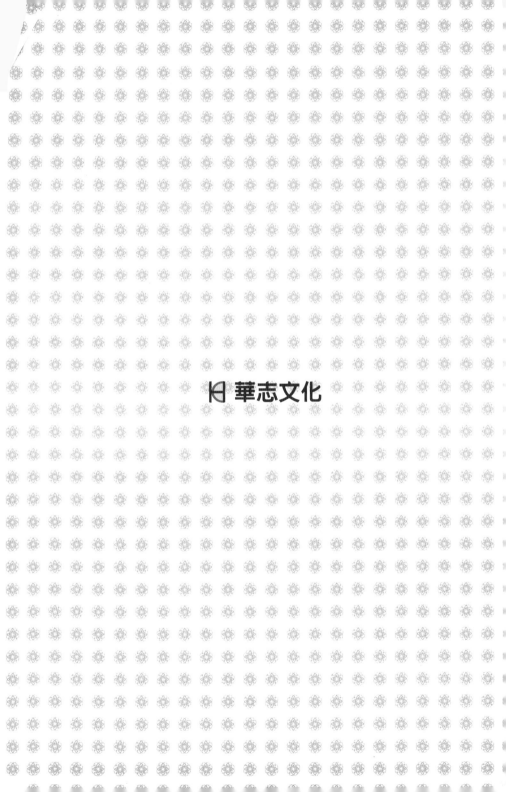
華志文化